"十二五"普通高等教育本科国家级规划教材配套教材

国家卫生和计划生育委员会"十二五"规划教材配套教材
全国高等医药教材建设研究会"十二五"规划教材配套教材

全国高等学校配套教材
供医学检验技术专业用

临床输血学检验技术实验指导

U0285044

主　编　胡丽华

编　者(以姓氏笔画为序)

李志强　上海交通大学医学院
赵国华　中国医学科学院肿瘤医院
胡丽华　华中科技大学同济医学院
夏　荣　复旦大学上海医学院
钱宝华　第二军医大学
阎　石　中国医学科学院血液学研究所
谢　珏　浙江大学医学部
穆士杰　第四军医大学

秘　书

刘　峰　华中科技大学同济医学院

人民卫生出版社

图书在版编目（CIP）数据

临床输血学检验技术实验指导/胡丽华主编.—北京：人民卫生出版社，2015

全国高等学校医学检验专业第六轮暨医学检验技术专业第一轮规划教材配套教材

ISBN 978-7-117-20249-7

Ⅰ.①临…　Ⅱ.①胡…　Ⅲ.①输血-血液检查-医学院校-教学参考资料　Ⅳ.①R446.11

中国版本图书馆 CIP 数据核字（2015）第 020409 号

人卫社官网　www.pmph.com	出版物查询，在线购书
人卫医学网　www.ipmph.com	医学考试辅导，医学数据库服务，医学教育资源，大众健康资讯

版权所有，侵权必究！

临床输血学检验技术实验指导

主　　编：胡丽华

出版发行：人民卫生出版社（中继线 010-59780011）

地　　址：北京市朝阳区潘家园南里 19 号

邮　　编：100021

E - mail：pmph @ pmph.com

购书热线：010-59787592　010-59787584　010-65264830

印　　刷：北京市艺辉印刷有限公司

经　　销：新华书店

开　　本：787×1092　1/16　印张：5

字　　数：125 千字

版　　次：2015 年 3 月第 1 版　2025 年 1 月第 1 版第 17 次印刷

标准书号：ISBN 978-7-117-20249-7/R·20250

定　　价：16.00 元

打击盗版举报电话：010-59787491　E-mail：WQ @ pmph.com

（凡属印装质量问题请与本社市场营销中心联系退换）

前　言

　　《临床输血学检验技术实验指导》是《临床输血学检验技术》的配套实验教材。本书适于全国高等医药院校医学检验技术专业的实验教学使用,也可以作为医院输血科(血库)、各级血站实验工作人员的参考用书。

　　本教材以培养临床输血医学专业技术人才为宗旨,全书贯穿理论联系实际的编写原则,着重介绍了常见临床输血学检验相关实验的基本知识与操作技术,包括红细胞血型系统检测技术、人类白细胞抗原检测技术、血小板血型检测技术、血液成分的制备技术等,从实验原理、操作步骤、实验结果、临床意义、方法学评价与注意事项等方面进行了较为详尽的阐述,同时部分实验增加了病例分析,以使学生不仅能又快又好地掌握临床输血学检验技术的各项实验基础知识与操作技能,还能结合具体的病例进行综合分析,提高学生在实践中综合运用知识、分析和解决问题的能力。

　　由于编写时间较短,书中难免存在不足之处,敬请各位专家和广大读者批评指正。

胡丽华

2015 年 1 月

目 录

第一章
红细胞血型系统检测技术

第一节　红细胞血型试验

实验一　ABO 血型鉴定

【实验原理】

依据红细胞表面的 A 及 B 抗原可将 ABO 血型系统划分为 A、B、O 及 AB 型。而其体内血清中存在相对应的抗体。用已知特异性的血型抗体试剂鉴定红细胞的抗原[forward typing,正定型;细胞定型(red cell grouping)],同时用已知血型的试剂红细胞鉴定血清中的抗体[reverse typing,反定型;血清定型(serum grouping)],根据正反定型结果判定血型。常用检测方法有玻片法、试管法、微柱凝胶血型卡法等。

【器材、试剂与标本】

1. 器材　滴管、玻片、洁净小试管、标记笔、离心机、显微镜、微柱凝胶血型卡、专用微柱凝胶血型卡离心机等。

2. 试剂　单克隆或多克隆的抗-A 及抗-B、抗-A,B 试剂(可选),0.8% ~1% 及2% ~5% A_1 型、B 型和 O 型试剂红细胞,生理盐水等。

3. 标本　2 ~4ml 抗凝或不抗凝待检血液标本(红细胞与血清已分离或分层)。

【操作步骤】

（一）玻片法

1. 取 3 张洁净玻片,标记为抗-A、抗-B 及抗-A,B。

2. 在相应的玻片上分别滴加 1 滴抗-A、抗-B 及抗-A,B 试剂。

3. 将待检血液稀释成10% 浓度的红细胞悬液,再用滴管分别加入 1 滴红细胞悬液至相应玻片中,轻摇并充分混匀。

4. 观察有无凝集,2 分钟后仍无凝集则判为阴性。

（二）试管法

1. 正定型(细胞定型)

(1)取 2 支洁净小试管,分别标记抗-A、抗-B、抗-A,B(可选),分别加入抗-A、抗-B 和抗-A,B 试剂各 1 滴于试管内,再加入 1 滴配制成2% ~5% 待检的红细胞盐水悬液,轻摇混匀。

(2)以(900 ~1000)×g 离心 15 秒。

(3)轻摇试管使细胞扣(cell buttons)悬起,观察有无凝集现象,记录正定型结果。

2. 反定型(血清定型)

(1)取 3 支洁净小试管,分别标记 A_{1c}、B_c 和 O_c,用滴管分别加入 2 滴受检者血清于试管,再分别加入 1 滴 2% ~5% A_1、B 及 O 型试剂红细胞,混匀。

(2)以(900~1000)×g 离心 15 秒。

(3)轻摇试管使细胞扣(cell buttons)悬起,观察有无凝集及溶血现象,记录反定型结果。

(三)微柱凝胶血型卡法

1. 取出并标记微柱凝胶血型卡,撕去铝箔,垂直放置在卡槽内。

2. 在中性凝胶 A_1 及 B 管中分别移入 50μl 0.8% ~1% A_1 及 B 试剂红细胞,再分别移入 50μl 待检者血浆或血清。

3. 在 A-B-D-Ctl 四管中分别移入 50μl 配制成 0.8% ~1%的待检者红细胞悬液。

4. 在室温(18~25℃)下孵育 10 分钟。

5. 将卡在专用微柱凝胶血型卡离心机上离心 10 分钟,判读结果。

【实验结果】

ABO 血型检测结果及判定参见表 1-1;玻片法通过正定型分析,试管法结果联合正反定结果分析,微柱凝胶血型卡法联合正反定进行判定(要求 Ctl 管不出现阳性结果,否则结果无效)。

表 1-1　ABO 血型正反定型结果判定表

正定型(细胞定型)			反定型(血清定型)			判定结果
抗-A	抗-B	抗-A,B	A_{1c}	B_c	O_c	
0	0	0	+	+	0	O
+	0	+	0	+	0	A
0	+	+	+	0	0	B
+	+	+	0	0	0	AB

+:凝集;0:不凝集

【临床意义】

ABO 血型检测是输血前检验的必备实验项目之一,同时亦可用于个体的遗传识别及 ABO 血型不合新生儿溶血病(ABO-HDN)产前诊断等方面。

【方法学评价】

玻片法多只用于全血或者红细胞正定检测,因此多只用于 ABO 血型初筛;试管法简便易行,是当前应用最广泛的血型检测技术之一;微柱凝胶法目前已有成熟的商品试剂及自动分析仪供使用,检测灵敏度和可靠性俱佳,结果易于记录和保存,但不适于直抗阳性(即已致敏)的红细胞检测。

【注意事项】

1. 玻片法结果可疑时应改用试管法或其他方法进行复查。

2. 试管法正定加样时诊断试剂与待检红细胞比例多为 1:1,使用的细胞浓度宜控制在 2% ~5%,而反定加样时诊断细胞与待检血清或血浆比例多为 1:2;微柱凝胶血型卡法加样量及浓度须参考相应微柱凝胶血型卡供应商的操作说明书进行。

3. ABO 血型检测出现问题,常见于正反定不一致(ABO discrepancy),首先需要排除操作和技术问题,如离心不当、血清和细胞比例不当、忽略内源性溶血的识别等,其次需要考虑 ABO 血型亚型存在,以及通过病史资料等确立特殊的生理及病理状态造成的影响,如新生儿反定型无 ABO 抗体、ABO 异型输血、换血或移植后的血样、意外抗体干扰等。

【思考题】

1. ABO 正反定不一致的原因及进一步分析策略有哪些?
2. ABO 血型检测试管法的细胞加样浓度、血清与细胞的加样比例通常为多少?
3. 意外抗体是否会干扰血型反定型? 排除干扰的相应策略有哪些?

(胡丽华)

实验二 RhD 血型鉴定

【实验原理】

用抗-D 试剂通过凝集反应对红细胞上 RhD 抗原进行鉴定。常用检测方法有玻片法、试管法、微柱凝胶血型卡法等。

【器材、试剂与标本】

1. 器材 滴管、玻片、洁净小试管、标记笔、离心机、显微镜、微柱凝胶血型卡、专用微柱凝胶血型卡离心机等。
2. 试剂 单克隆混合(IgM + IgG)抗-D 试剂、RhD 阳性和阴性对照红细胞、生理盐水等。
3. 标本 1～2ml 抗凝或不抗凝待检血液标本(全血标本须将红细胞与血浆分离或分层)。

【操作步骤】

(一)玻片法

1. 取 3 张洁净玻片,标记为待测、阴性及阳性对照。
2. 在相应玻片上分别滴加 1 滴单克隆混合(IgM + IgG)抗-D 试剂。
3. 滴加 30%～50% 浓度的待检红细胞悬液、RhD 阳性和阴性对照红细胞各 2 滴至相应玻片上,轻摇并充分混匀;观察有无凝集并记录结果,2 分钟后仍无凝集则判为阴性。

(二)试管法

1. 取 3 支洁净小试管,标记为待测、阴性及阳性对照。
2. 在相应试管中分别滴加 1 滴单克隆混合(IgM + IgG)抗-D 试剂。
3. 再滴加 2%～5% 浓度的待检红细胞悬液、5% RhD 阳性和阴性对照红细胞各 1 滴至相应试管中,充分混匀。
4. 以(900～1000)×g 离心 15 秒。
5. 轻摇试管使细胞扣(cell buttons)悬起,观察有无凝集现象,记录结果。

(三)微柱凝胶血型卡法

1. 取出并标记微柱凝胶血型卡,撕去铝箔,垂直放置在卡槽内。
2. 在中性凝胶 D 管中分别移入 50μl 待检者 0.8%～1% 红细胞悬液。
3. 专用微柱凝胶血型卡离心机上离心 10 分钟,判读结果。

【实验结果】

阴性对照管无凝集,阳性对照管出现凝集,若被检标本管出现凝集则为 Rh 阳性,反之为阴性。

【临床意义】

RhD 血型检测是输血前检验的必备实验项目之一,同时亦可用于个体的遗传识别及 Rh-HDN 产前诊断等方面。

【方法学评价】

玻片法多只用于全血或者红细胞检测,但易受到血清意外抗体的干扰且灵敏度较低;试管法简便易行,是当前应用最广泛的 Rh 血型检测技术之一;微柱凝胶法灵敏度和可靠性俱佳,结果易于记录和保存,但不适于直抗阳性(即已致敏)的红细胞检测,目前已有成熟的商品试剂及自动分析仪供使用。

【注意事项】

1. Rh 血型系统的抗体多由后天免疫刺激(输血、妊娠及移植)产生,血型鉴定时不需做抗体检测,亦不能通过抗体检测来推导 Rh 血型。

2. RhD 血型鉴定检测目的可因检测对象出现不同的诊断,对于供血员而言,RhD 初次检测为阴性时需要进一步进行 RhD 阴性确认试验(有条件时加做部分 D 鉴定试验),以免将弱 D 和部分 D 血型误诊为阴性造成临床给 RhD 阴性患者使用而引起不良的免疫输血反应;对于患者而言,RhD 初次检测为阴性需要进行弱 D 试验,诊断为弱阳性时应建议其输注 RhD 阴性血液制剂。

3. Rh 血型检测出现问题,即 RhD 血型初测与复测不一致或者历史结果比对不一致,首先需要排除操作和技术问题,如离心不当、血清和细胞比例不当、抗-D 试剂的类型(IgG、IgM)及其适用方法等,考虑 Rh 亚型存在及检测试剂的性能差异等,有条件时可以进行 RhD 基因诊断。

【思考题】

1. Rh 血型两次检测不一致的原因及进一步分析策略有哪些?

2. 什么是弱 D 和部分 D? 如何鉴定? 各自有什么临床输血参考价值?

(胡丽华)

实验三　ABO 亚型鉴定

【实验原理】

ABO 亚型通常表现为红细胞上 A 抗原或 B 抗原数量的减少,而 H 抗原往往表达增强。在人群中,A 亚型多于 B 亚型;临床上最主要的 A 亚型是 A_1 和 A_2 型,其中 A_2 型是相对常见并且比较重要的一种 A 亚型。A_1 型红细胞上有 A 抗原和 A_1 抗原,A_2 型红细胞上仅有 A 抗原。A_1 型红细胞与抗-A 试剂、抗-A_1 试剂和适当稀释的植物血凝素双花扁豆均反应;而 A_2 型红细胞仅与抗-A 试剂反应。部分 A_2 型人血清中有抗-A_1 抗体。下面以 A_2 亚型为例,进一步描述其血清学特点。

【器材、试剂与标本】

1. 器材　血型血清学专用离心机、显微镜、加样器、一次性吸管、试管等。

2. 试剂　抗-A、抗-A_1、抗-H、抗-B 试剂,A_1、B、O、A_2 试剂红细胞(可选择)(浓度约 2% ~ 5%)。

3. 标本　EDTA 抗凝或非抗凝血标本。

【操作步骤】

1. 取 4 支干净试管进行标记并分别加入抗-A、抗-A_1、抗-H、和抗-B 试剂各 50μl

(1滴)。

2. 取一定量受检者压积红细胞,洗涤3次($1000 \times g$,1分钟),悬浮在生理盐水中制备成2%~5%受检者的红细胞悬液。

3. 标记好的试管中分别加入50μl(1滴)制备好的2%~5%受检者的红细胞悬液。

4. 另取4支干净试管标记,标记好的上述试管中分别加入受检者血浆或血清100μl。

5. 依次分别加入A_1、A_2、B和O试剂红细胞各50μl。

6. 轻轻混匀,根据试剂厂商的使用说明书进行离心。通常条件是室温,$(900 \sim 1000) \times g$离心15~30秒。

7. 轻轻摇动试管,判断结果并记录。

【实验结果】

详见表1-2。

表1-2 A_1、A_2血型鉴定试验结果

受检者红细胞与 血清试剂凝集反应				受检者血浆/血清与 试剂红细胞凝集反应				结果判读
抗A	抗A_1	抗H	抗B	A_1	A_2	B	O	A
++++	++++	+	−	−	−	++++	−	A_1
++++	−	+++	−	−	−	++++	−	A_2
++++	−	+++	−	+	−	++++	−	A_2

+:凝集;−:不凝集

【临床意义】

ABO亚型鉴定有助于准确诊断出正反定不一致或疑难血型,从而有利于患者顺利、有效和安全的输血。

【方法学评价】

在血型血清学试验中,以试管法的鉴定结果作为最终的血型鉴定结果;当判断血型出现困难时,可进行家系调查、唾液型物质检测、吸收放散试验及分子生物学等方法确认血型。

【注意事项】

1. 实验过程中要有效评估血清试剂质量,特别是抗-A_1试剂的质量。与A_1和A_2红细胞均凝集,或与A_1和A_2对照红细胞都不凝集(延长反应时间依然不凝集),提示抗-A_1试剂无效。

2. 随着单克隆ABO定型试剂取代人源定型血清,可能难以按这些血清学反应特征对一些ABO亚型的抗原进行鉴别定型。

3. 新生儿红细胞ABO血型抗原较弱,新生儿和近期输血者不宜进行亚型鉴定。

4. 使用血清学方法进行亚型判断困难时,可使用分子生物学方法如PCR-限制性片段长度多态性(PCR-restriction fragment length polymorphism,PCR-RFLP)、PCR-序列特异性引物(PCR-sequence specific primer,PCR-SSP)进行血型鉴定。

5. ABO血型其他亚型的鉴定通常根据其血型血清学反应格局进行鉴定(表1-3)。

表1-3 ABO 亚型的血清学反应鉴定表

血型	受检者红细胞与血清试剂凝集反应					受检者血浆/血清与试剂红细胞凝集反应				唾液
	抗A	抗B	抗A,B	抗A_1	抗H	A_1	A_2	B	O	
A_3	++ mf	0	++ mf	0	+++ / ++++	0/ +	0	++++	0	A/H
A_x	0/W	0	+ / ++	0	++++	+	0	++++	0	A/H
A_m	0/W	0	0/W	0	++++	0	0	++++	0	A/H
A_{end}	+ mf	0	+ mf	0	++++	0/ +	0	++++	0	H
A_{el}	0(el)	0	0(el)	0	++++	++	0/ +	++++	0	H
B_3	0	++ mf	++ mf	0	++++	++++	+++	0	0	B/H
B_x	0	0/W	W/ ++	0	++++	++++	+++	W	0	(B)/H
B_m	0	0/W	0/W	0	++++	++++	+++	0	0	B/(H)
Bel	0	0(el)	0(el)	0	++++	0	0	0/ +	0	H
B(A)	0	++++	++++	0	+	++++	++++	0	0	B/H
A(B)	++++	0	++++	++++	+++	0	0	++++	0	AH
cisAB	++++	++ mf	++++	0	++	0	0	W	0	H/A/B

+:凝集;0:不凝集;mf:混合外观

【思考题】

1. 对于未产生抗-A_1抗体的 A 型受血者,当输注红细胞时,输血原则是什么?

2. 待检红细胞与抗-A 出现凝集,与抗-A_1 无凝集,考虑哪些可能性?

(赵国华)

实验四 Rh 表型分型

【实验原理】

用抗-D、抗-E、抗-C、抗-c、抗-e 试剂鉴定待测红细胞上的相应 Rh 血型抗原。

【器材、试剂与标本】

1. 器材 滴管、试管、标记笔、离心机、显微镜。

2. 试剂 抗-D、抗-E、抗-C、抗-c、抗-e 试剂,生理盐水。

3. 标本 2% ~5% 的抗凝或不抗凝待检红细胞生理盐水悬液。

【操作步骤】

1. 取 5 支小试管,做好标记,分别加入抗-D、抗-E、抗-C、抗-c、抗-e 血清定型试剂 1 滴。

2. 再分别加入 1 滴 2% ~5% 的待检红细胞生理盐水悬液。

3. 轻轻混匀,根据试剂厂商的使用说明书进行离心。通常条件是室温,(900 ~ 1000) $\times g$ 离心 15 ~30 秒。

4. 轻轻摇动试管,判断结果并记录。

【实验结果】

5 种抗血清与红细胞所确定的 Rh 表型结果判断见表1-4。

表1-4　Rh 表型结果判断

抗血清					表型
抗-D	抗-C	抗-E	抗-c	抗-e	
+	+	−	+	+	CcDee
+	+	−	−	+	CCDee
+	+	+	+	+	CcDEe
+	−	−	+	+	ccDee
+	−	+	+	+	ccDEe
+	−	+	+	−	ccDEE
+	+	+	−	+	CCDEe
+	+	+	+	−	CcDEE
+	+	+	−	−	CCDEE
−	−	−	+	+	ccdee
−	+	−	+	+	Ccdee
−	−	+	+	+	ccdEe
−	+	+	+	+	CcdEe

+ :凝集；− :不凝集

【临床意义】

Rh 血型系统通过输血或妊娠可产生免疫性抗体,当与相应抗原结合,可发生溶血反应或新生儿溶血病;严重者可致患者致残或死亡。而 D 抗原的抗原性最强,其抗体与输血的关系仅次于 ABO 血型,故一般临床输血中需要做 D 抗原的血型鉴定。

【方法学评价】

试管法进行 RhD 血型鉴定时,当反应强度 < ++ 时,应该进一步排除弱 D 型。当判断血型出现困难时,可采用分子生物学等方法确认血型。

【注意事项】

1. 如果临床上只要检查 Rh 阳性或阴性,只需用抗-D 血清进行鉴别,如果为阴性反应,应进一步排除弱 D 型,再做 Rh 表型分型。

2. 鉴定结果只与抗-D 血清凝集,不和抗-E、抗-C、抗-c 和抗-e 凝集,则待检者为 Rh 缺失型,以"- D-"表示。

【思考题】

1. 哪些是中国人常见的 Rh 表型?

2. RhD 阳性患者,血浆中检出抗-E 抗体,输血时可选择哪种 Rh 表型红细胞?

（赵国华）

实验五　MNS 血型鉴定

【实验原理】

用 IgM 类特异性抗-M、抗-N、抗-S 和抗-s 标准血清来鉴定红细胞上有无相应的 M、N、S、s 抗原。

7

【器材、试剂与标本】

1. 器材　滴管、试管、标记笔、离心机、显微镜等。

2. 试剂　单克隆抗-M、抗-N、抗-S、抗-s试剂,生理盐水。

3. 标本　2%~5%待检红细胞生理盐水悬液。

【操作步骤】

1. 取4支小试管,分别标记抗-M、抗-N、抗-S和抗-s,然后加入相应的抗-M、抗-N、抗-S和抗-s试剂血清1滴。

2. 分别加入2%~5%的待检红细胞生理盐水悬液1滴。

3. 轻轻混匀,根据试剂厂商的使用说明书进行离心。通常条件是室温,$(900~1000)\times g$离心15~30秒。

4. 轻轻摇动试管,判断结果并记录。

【实验结果】

结果判断见表1-5。

表1-5　MNSs血型鉴定表

红细胞与相应抗血清反应				判定血型
抗-M	抗-N	抗-S	抗-s	
+	−	/	/	MM
+	+	/	/	MN
−	+	/	/	NN
/	/	+	−	SS
/	/	+	+	Ss
/	/	−	+	ss

+:凝集;−:不凝集;/:未检测

【临床意义】

1. IgM类抗-M和抗-N偶尔可见有天然抗体,导致交叉配血实验不合。

2. IgG类抗MNS血型系统抗体(抗-S、抗-s抗体)可引起新生儿溶血病及溶血性输血反应。如怀疑该系统抗体时,需要对患者进行相应抗原检测。

3. 我国汉族人群中M型在45%~50%之间。

【方法学评价】

不能用酶法鉴定M、N抗原,因为木瓜蛋白酶或菠萝蛋白酶会破坏大部分糖蛋白A和B上的抗原,造成假阴性结果。

【注意事项】

抗-M及抗-N血清系用含M或N的红细胞免疫家兔和再吸收后制成。每次试验应严格掌握温度和试剂,同时需要做阳性及阴性对照。

【思考题】

1. 抗-M、抗-N抗体是否有临床意义?

2. 检测M、N抗原时,能否用酶法,为什么?

(赵国华)

实验六 P血型鉴定

【实验原理】

P血型系统只有 P_1 抗原，P_1 抗原阳性者为 P_1 表型，P_1 抗原阴性者为 P_2 表型，P_1、P_2 表型是最常见的表型。临床上用抗-P_1 血清将红细胞分为 P_1 和 P_2 两种表型。

【器材、试剂与标本】

1. 器材 滴管、试管、标记笔、离心机、显微镜。

2. 试剂 抗 P_1 血清，P_1 和 P_2 红细胞生理盐水悬液。

3. 标本 2%～5%待检红细胞生理盐水悬液。

【操作步骤】

1. 取3支试管，分别标记为待检者、P_1 对照、P_2 对照，各加入抗-P_1 血清1滴。

2. 再按标记分别加入待检者2%～5%的待检红细胞生理盐水悬液、P_1、P_2 红细胞生理盐水悬液各1滴。

3. 轻轻混匀，根据试剂厂商的使用说明书进行离心。通常条件是室温，$(900～1000)×g$ 离心15～30秒。

4. 轻轻摇动试管，判断结果并记录。

【实验结果】

P_1 对照凝集，P_2 对照不凝集，此时待检者红细胞凝集者为 P_1 表型，不凝集者则 P_2 表型。

【临床意义】

1. P_2 表型者可自然产生抗-P_1，抗-P_1 一般为冷抗体，通常在30℃以上不出现凝集现象，故一般不引起输血反应，不会引起新生儿溶血病。

2. 我国汉族人群中 P_1 型占39.67%，P_2 型占60.33%。

【方法学评价】

P血型鉴定应注意反应时间，否则易出现假阳性。

【注意事项】

抗-P_1 常为冷凝集 IgM，4℃为最适反应温度。

【思考题】

抗-P_1 抗体是否具有临床意义？

（赵国华）

实验七 唾液中HAB血型物质测定

【实验原理】

HAB血型物质除存在于人红细胞上外，也存在于某些人的分泌液中，大约78%的个体能生成水溶性的HAB抗原，分泌液中含有血型物质的个体称为分泌型，反之则称为非分泌型。

唾液中HAB血型物质为半抗原，属糖蛋白，能特异性地与相应抗体结合，从而抑制抗体与相应红细胞发生凝集，通过HAB抗血清抑制试验能够证明这些血型物质存在于唾液中，有助于ABO亚型的分类及某些特殊情况下血型的鉴定。

【器材、试剂与标本】

1. 器材 烧杯、电炉、离心机、试管。

2. 试剂　抗-A、抗-B 和抗-H 血清试剂,A、B、O 型和 Le(a＋b－)试剂红细胞,生理盐水。

3. 标本　待检唾液 10ml,已知分泌型、非分泌型个体唾液,Le 阳性、Le 阴性个体唾液。

【操作步骤】

1. 唾液标本的制备

(1)在一个小烧杯或敞口试管中收集 10ml 唾液。为了促进唾液分泌,提供唾液者可以咀嚼蜡、石蜡或橡皮带等物,但不能是口香糖或任何含糖或蛋白质的东西。

(2)将收集的唾液 1000×g 离心 10 分钟。

(3)将上清转移到一支洁净试管中,放入沸水浴中煮沸 10 分钟,使唾液淀粉酶失活。

(4)1000×g 离心 10 分钟,留取上清液于另一洁净试管中。

(5)如果试验要在几个小时内完成,可将样品保存在 4℃。如果试验不能在一天内完成,则将标本保存在 －20℃。

2. 抗血清的标化

(1)准备倍比稀释的血型试剂(抗血清)稀释液。

(2)取 4 组小试管,分别标记抗-A、抗-B、抗-H 和抗-Le^a。

(3)在已标记好的试管中分别加 1 滴血型试剂稀释液和 1 滴 5% 的红细胞悬液。用 A、B 和 O 型红细胞分别检测 A、B 或 H 分泌型,用 Le(a＋b－)红细胞检测 Lewis 分泌型。

(4)1000×g 离心 15 秒,肉眼观察凝集。

(5)选择凝集反应出现 ++ 的试剂的最高稀释度进行凝集抑制试验。

3. HAB 血型物质凝集抑制试验

(1)标记 4 支试管,对于 HAB 检测,标记"分泌型"、"非分泌型"、"盐水对照"和"待检";对于 Lewis 检测,标记"Lewis 阳性"、"Lewis 阴性"、"盐水对照"和"待检"。

(2)在每支试管里各加 1 滴适当稀释的血型试剂(抗血清)稀释液。

(3)在"分泌型"、"非分泌型"和"待检"管中各加 1 滴经适当处理的相应唾液标本,在"盐水"管中加 1 滴盐水。

(4)混匀,室温孵育 10 分钟。

(5)每管中加 1 滴洗涤过的 5% 指示红细胞盐水悬液。相应的 ABO 型细胞对应 HAB 分泌型,Le(a＋)细胞对应 Lewis 分泌型。

(6)混匀,室温孵育 30～60 分钟。

(7)1000×g 离心 15 秒,肉眼观察凝集反应和效价变化情况。

【实验结果】

见表 1-6 和表 1-7。

表 1-6　唾液凝集抑制试验(应用抗-H)结果分析

被检唾液	分泌型唾液	非分泌型唾液	盐水对照	结果
++	－	++	++	H 非分泌型
－		++	++	H 分泌型

＋:凝集;－:不凝集

表1-7　唾液凝集抑制试验(应用抗-Le^a)结果分析

被检唾液	Le 阳性唾液	Le 阴性唾液	盐水对照	结果
++	−	++	++	Lewis 阴性
−	−	++	++	Lewis 阳性

+:凝集；−:不凝集

1. 指示细胞与抗体发生凝集反应说明唾液中不含相应血型物质。

2. 指示细胞与抗体不发生凝集反应说明唾液中含有相应血型物质。

3. 若盐水对照管的抗体未与指示细胞凝集,则唾液试验结果无效。这常常是由于试剂的稀释倍数太大引起的,需要重新找出最适稀释度并按上述步骤重新试验。

【临床意义】

1. A 型分泌型人唾液中含有 A 型物质,B 型分泌型人唾液中含有 B 型物质,O 型分泌型人唾液中含有 H 型物质,AB 型分泌型人唾液中含有 A 及 B 型物质。H 型物质在 A、B、O 及 AB 四型分泌型人唾液中均存在,但以 O 型人含量最多。

2. 当患者因输血导致 ABO 血型鉴定困难时,对于分泌型患者,可进行血型物质检测辅助确定 ABO 血型。

【方法学评价】

1. 有的唾液标本中血型物质浓度太高,可能会有假阴性结果,需要在试验前先将唾液进行稀释。

2. 这种筛选过程还可用于对唾液中血型物质进行半定量检测。用盐水将待检唾液连续稀释后进行检测,能够抑制抗体活力的唾液稀释度越高,唾液中的血型物质含量就越多。

【注意事项】

1. 使用已知分泌型和非分泌型者的唾液作为对照。对于 HAB 检测,要使用鉴定为 Se 和 sese 的人唾液。对于 Lewis 检测,使用红细胞为 Le(a+b−) 或 Le(a−b+) 的人唾液作为阳性对照,用 Le(a−b−) 的人唾液作阴性对照。已知唾液分泌型人的唾液经处理后可冻存,以便日后使用。

2. 为了检出或测量唾液中除 H 物质外的 A 或 B 物质,可以用稀释过的抗-A 或抗-B 试剂进行同样操作。抗-A 或抗-B 稀释抗血清可以分别用 A 或 B 细胞滴定抗血清的方法决定。

3. 一个表现为 HAB 分泌型的 Lewis 阳性个体可以用确定唾液中 Le^a 的方法确定 Le^b,如唾液 Le^b 阳性,即为 Lewis 阳性,同时又为 HAB 分泌型人,其唾液中应有 Le^a 和 Le^b 血型物质。表现 Le(a+)、基因型 se/se、不分泌 HAB 物质的人,其唾液中只有 Le^a 血型物质。

【思考题】

1. 红细胞上的 Lewis 抗原是从哪里来的?

2. 如果某个体有 Le 基因,Se 基因,其唾液中会有哪些血型物质?

(赵国华)

实验八　*ABO* 基因分型

【实验原理】

ABO 血型系统是目前临床输血最重要的血型系统之一,常规采用血清学方法进行检测定型,但其鉴定尚有一定局限性。人类 *ABO* 基因位于染色体 9q34.1~34.2 上,其基因产物是糖基转移酶,这些酶控制 ABO 血型抗原的生物合成。*ABO* 基因分型技术是现代分子生物学发展的产物,是一种比较独立简便的分型方法,主要应用于 ABO 亚型、血型抗原减弱反应、cisAB、抗体消失、获得性 B 的鉴定、类孟买型、血型嵌合体等正反定型血型难题。

聚合酶链反应-序列分型技术(polymerase chain reaction-sequence based typing, PCR-SBT)通过 PCR 扩增 *ABO* 基因片段,对 *ABO* 基因的 DNA 序列进行分析,可以直接得到基因分型结果和发现新的突变。本实验以 PCR-SBT 为例。

【器材、试剂与标本】

1. 器材　低温高速离心机、PCR 扩增仪、恒温水浴箱、电泳仪、凝胶成像仪、ABI 测序仪、漩涡混匀仪、8 联管瞬时离心机、各种量程的移液器。

2. 试剂　TianGen 血液 DNA 提取试剂盒(离心柱型)、GoTaq® Green Master Mix、碱性磷酸酶 FastAP、测序反应试剂盒 Bigdye Terminator V3.1、DNA marker(DL2000)、核酸外切酶 EXO I、SAP、PCR 引物、无水乙醇、硼酸、溴化乙锭、琼脂糖、EDTA、Tris。

3. 标本　EDTA-K$_2$ 抗凝全血 2ml。

【操作步骤】

1. 材料处理

(1)取 1.5ml 的离心管,标记样本号,将 EDTA 抗凝全血样本颠倒混匀后,转移 500μl 至离心管中。

(2)取 250ml 量杯量取 200ml 无水乙醇加入漂洗液 PW,充分混匀;68ml 无水乙醇加入缓冲液 GD 中,充分混匀。

(3)向样本中加入细胞裂解液 CL 750μl,充分颠倒混匀后,高速离心机 11 500 ×*g* 离心 1 分钟(或普通离心机 3400 ×*g* 离心 5 分钟),弃去上清液,留下细胞核沉淀。

(4)将细胞核沉淀充分打散,再次加入细胞裂解液 CL 500μl,充分颠倒混匀后,11 500 ×*g* 离心 1 分钟,弃去上清液,留下细胞核沉淀。

(5)将细胞核沉淀充分打散后加入 200μl 缓冲液 GS,振荡至充分混匀。

(6)每个样本管加入 20μl 蛋白酶 K 溶液,充分混匀后,再加入 200μl 缓冲液 GB,充分颠倒混匀,转移至可悬浮的样本架上,56℃水浴 10 分钟,期间颠倒混匀数次,直至溶液变清亮;如果未变清亮,则适当延长水浴时间。

(7)取出样本反应管,将管壁及管盖水渍擦拭干净,打开管盖,每管加入 200μl 无水乙醇,充分颠倒混匀,此时可能会出现絮状沉淀。

(8)取出吸附柱,并置于收集管中,标记样本号,将上一步所得溶液全部加入吸附柱中后,13 400 ×*g* 离心 30 秒,倒掉收集管中的废液,将吸附柱放回收集管中。

(9)向吸附柱中加入 500μl 缓冲液 GD,13 400 ×*g* 离心 30 秒,倒掉收集管中的废液,将吸附柱放回收集管中。

(10)向吸附柱中加入 700μl 漂洗液 PW,13 400 ×*g* 离心 30 秒,倒掉收集管中的废液,将吸附柱放回收集管中。

(11)再次向吸附柱中加入 500μl 漂洗液 PW,13 400 ×*g* 离心 30 秒,倒掉收集管中的废液,将吸附柱放回收集管中,13 400 ×*g* 离心 2 分钟,倒掉废液。

(12)取干净的 1.5ml 离心管,标记样本号,将吸附柱转入干净的离心管中,置于室温放置数分钟,彻底晾干吸附材料中残余的漂洗液。

（13）向吸附柱的吸附膜中间位置悬空滴加 50～100μl 洗脱缓冲液 TB（根据血液样本新鲜程度加入适量的洗脱缓冲液 TB），室温放置 2～5 分钟后，13 400×g 离心 2 分钟，将 DNA 溶液收集至离心管中。

（14）45μl 缓冲液 TB 与 5μl DNA 溶液于比色杯中混匀，用紫外分光光度计测定所得基因组 DNA 浓度及纯度，浓度过高的样本用缓冲液 TB 稀释，将 DNA 溶液终浓度控制在 30～120ng/μl 之间，纯度 1.60～1.90 之间均可。

2. *ABO* 基因扩增及产物鉴定

（1）将试剂、样本及引物在超净工作台里解冻，彻底溶解后，充分混匀。

（2）配制扩增反应体系：

GoTaq® Green Master Mix	7.5μl
E67F（10pmol/μl）（5′-GGCTGTTCTGAAG GTATTAG-3′）	0.3μl
E67R（10pmol/μl）（5′-ACGGACAAAGGAAACAGAG-3′）	0.3μl
超纯水	5.9μl
样本 DNA	1μl
共计	15μl

（3）将反应体系涡旋混匀后，瞬时离心，将管壁及管口溶液离心至管底。

（4）将反应体系置于 PCR 仪上进行扩增反应，扩增程序如下：

94℃ 5 分钟

94℃ 30 秒，60℃ 30 秒，72℃ 3 分钟，共 35 个循环

72℃ 15 分钟

4℃ 保存

（5）扩增产物电泳：配制 0.5×TBE 溶液及 2% 的琼脂糖凝胶；将 3μl 扩增产物及 DNA marker 加入凝胶孔中；110V 电压电泳 15 分钟；利用凝胶成像系统观察特异性 2488bp 产物是否扩增成功并采集图像。

（6）*ABO* 基因扩增纯化及直接测序：向上一步剩余扩增产物中各加入 1μl EXO Ⅰ 及 SAP，充分混匀；将反应体系置于 PCR 仪上进行纯化反应，纯化程序如下：

37℃ 30 分钟，降解体系中多余的引物及 dNTPs，避免对测序反应的影响

80℃ 15 分钟，灭活 EXO Ⅰ、SAP

4℃保存

（7）PCR 产物的测序反应体系及程序：将纯化后的扩增产物取出，振荡，离心。

测序反应 PCR 扩增体系：

5×sequencing buffer	0.975μl
BigDye™ terminator3.1	0.085μl
测序引物	0.5μl
超纯水	2.94μl
纯化后产物	0.5μl
共计	5μl
测序引物　Exon6-F	CCTGTCCCTTGTTCTCCAA
Exon6-R	GCCACCCCACTCTGTCTT
Intron6-F	TCGACATCCTCAACGAGCAG

        Intron6-R   AGTGGACACGGTGGCCCACC

        Exon7-F   GACGGGCCTCCTGCAGCC

        Exon7-R   AGGACGGACAAAGGAAACAGA

将反应体系置于 PCR 仪上进行测序反应,测序反应程序如下:

96℃ 1 分钟

96℃ 10 秒,50℃ 5 秒,60℃ 4 分钟,共 25 个循环

4℃ 保存

测序反应产物乙醇法纯化:

取出测序反应板,瞬时离心。

每孔加入 125mmol/L 的 EDTA 1.2μl,无水乙醇 15μl,离心至管底。

充分振荡,$2200 \times g$ 离心 30 分钟。离心后迅速倒掉上层液体,在 96 孔板下垫吸水纸,倒置于 $100 \times g$ 离心 1 分钟。

加入 80% 乙醇,10 分钟。离心后,迅速倒掉上层液体,在 96 孔板下垫吸水纸,倒置于 $100 \times g$ 离心 1 分钟。取出,避光静置 10 分钟。

加超纯水 15μl/孔。盖好上机胶盖,500r/min 离心 30 秒。静置半小时,振荡离心,等待上机。

填写测序上机登记表,编辑测序反应文件名,据此顺序建立测序文件。使用测序仪对测序反应产物进行毛细管电泳。将 ABI 生成的序列文件(后缀为 ab1)导入序列分析软件(Chromas 等)。

【实验结果】

可以直接得到 ABO 基因的碱基序列,确定 ABO 基因型组成,并且可以直接发现新的突变。

【临床意义】

ABO 直接测序分型技术大大提高了对 ABO 血型系统的检测分辨能力,可以帮助解决临床的一些疑难血型鉴定等问题。

【方法学评价】

针对 ABO 血型系统的基因检测分型技术主要有:

PCR 限制性酶切结合 Southern blotting 技术:早期使用这项技术来检测 O 特异性的 261G 缺失。

PCR-RFLP(PCR-限制性片段长度多态性)技术:是目前使用最简便的 ABO 分型方法,例如使用限制酶 Kpn I /Bst II 分辨 O1 的 G261 缺失,使用 Hpa II /Alu I 酶分辨 B 基因的 G703A 替代。

PCR-SSCP(PCR-单链构象多态性)技术:这项技术最大的优点在于能够检测出意外的 ABO 基因突变点,但是由于需要复杂的 DNA 对照,临床上使用不便。

PCR-SSO(PCR-序列特异性寡核苷酸探针)技术:最初是用来检测 O 等位基因及 nt646、771、829 位的突变。

PCR-SSP(PCR-序列特异性引物)技术:这是一项针对 ABO 基因突变位点的不同核苷酸分别设计一系列特异性引物,直接扩增 ABO 等位基因片段的检测技术,这种方法简捷、易操作、结果直观,是目前常用的方法,但不能检测出新的突变。

RT-PCR:检测 ABO 基因位点的转录结构;直接或克隆测序技术等。

【注意事项】

1. PCR 技术高敏感性的特点对操作者和检测标本均要求更高,样品应避免反复冻融,否则会导致提取的 DNA 片段较小且提取量也下降。

2. 加样器应正确使用,吸样过快(易导致气溶胶的产生)、加样量不足、手持加样器不稳、速度太快(易污染其他标本),均影响试验结果。

3. 实验离心应在室温下进行。

【思考题】

在 ABO 血型检测中应用分子生物学技术的优势与局限性有哪些?

【病例分析】

病例 1　男性癌症患者,85 岁。申请输血,ABO 血型检测结果见表 1-8。

表 1-8　ABO 血型检测结果

正定型(细胞定型)			反定型(血清定型)		
抗-A	抗-B	抗-A,B	A_{1C}	B_C	O_C
+ + + +	0	+ + + +	0	0	0

1. 血型正反定结果是否一致,为什么?

2. 需要采取什么分析策略解释并解决上述血型结果?

3. 该患者能接受何种血型的血液制剂?

病例 2　男性患者,57 岁。胃癌,无输血史。申请输红细胞 2U。实验室检查血型结果见表 1-9。

表 1-9　血型检查结果

正定型(细胞定型)				反定型(血清定型)		
抗-A	抗-A_1	抗-B	抗-H	A_1 细胞	B 细胞	O 细胞
+ + +	−	−	+ + +	+	+ + + +	−

分析该患者正反定型不一致原因,并给予临床合适的输注红细胞建议。

病例 3　男性献血员,18 岁。身体健康,无输血史。血站血型室检测其 ABO 血型结果见表 1-10。

表 1-10　ABO 血型检测结果

正定型(细胞定型)			反定型(血清定型)		
抗-A	抗-B	抗-A,B	A_{1e}	B_e	O_e
+ + + +	−	+ + + +	+ + +	+ + + +	−

请讨论该献血员 ABO 血型正反定型不一致的原因。下一步如何处理?

病例 4　男性患者,20 岁。诊断骨髓增生异常综合征,有输血史,无放疗和化疗史。因严重贫血需输血治疗,检查血型时,盐水介质中正反定型结果见表 1-11。

表 1-11　正反定型结果

正定型(细胞定型)			反定型(血清定型)		
抗-A	抗-B	抗-A,B	A$_{1c}$	B$_c$	O$_c$
−	−	−	−	+ + + +	−

根据上述病例,讨论实验结果出现正反定型不一致的原因及患者可能的 ABO 血型。如何进一步进行试验以确定患者血型？ 如果患者病情严重,需要立即输血,如何处理？

（赵国华）

第二节　意外抗体筛选及鉴定

实验九　红细胞意外抗体筛选试验

【实验原理】

输血后由于外源性抗原的同种免疫作用,使机体对外源性抗原产生同种免疫抗体,当再次输入相同抗原时就会产生抗原抗体反应。

应用特定的抗体筛选谱红细胞(1、2、3 号),与待检者血清在不同介质(盐水、酶、抗球蛋白等)中反应,根据反应结果判断待检血浆中是否有意外抗体以及抗体的类别。

用特制的微柱代替普通试管,微柱内注入葡聚糖、蛋白 G 或玻璃微珠等物质,在这些物质上预先分别结合上抗人球蛋白抗体。由于凝胶颗粒具有分子筛作用,抗原抗体反应后的红细胞通过离心经过微柱,无 IgG 结合的红细胞穿过凝胶到达底部,而红细胞上若有 IgG 抗体结合则会被凝胶中的抗 IgG 拉住,红细胞被阻止在凝胶柱上层或中间。

【器材、试剂与标本】

1. 器材　台式离心机、37℃水浴箱、凝胶血型卡专用孵育器及离心机、血液细胞洗涤离心机。

2. 试剂　抗体筛选谱红细胞、生理盐水、1%菠萝蛋白酶、抗人球蛋白试剂凝胶卡。

3. 标本　待检血浆或血清、2%~5%待检者红细胞盐水悬液。

【操作步骤】

1. 盐水法、酶法及抗人球蛋白法

(1)取试管 8 支分成 2 排,每排 4 支做好标记。

(2)第 1 排 4 支试管各加待检者血清 2 滴,第 1~3 支试管依次加 1、2、3 号筛选谱红细胞 1 滴,第 4 支试管加 2%~5%待检者红细胞悬液 1 滴,1000×g 离心 15 秒,轻轻摇动试管,肉眼观察有无凝集结果,记录盐水介质反应情况。

(3)第 2 排 4 支试管各加待检者血清 2 滴,第 1~3 支试管依次加 1、2、3 号筛选谱红细胞 1 滴,第 4 支试管加 2%~5%待检者红细胞悬液 1 滴,4 支试管分别加入 1%菠萝蛋白酶 1 滴。

(4)将第 1、2 排 8 支试管置于 37℃水浴箱中孵育 30 分钟。

(5)从水浴箱中取出试管,第 1 排 4 支试管用生理盐水洗涤三次,各加抗人球蛋白试剂 1 滴,1000×g 离心 15 秒,轻轻摇动试管,肉眼观察有无凝集,记录抗人球蛋白介质反应情况。

（6）第 2 排 4 支试管 1000 ×g 离心 15 秒,轻轻摇动试管,肉眼观察有无凝集,记录酶介质反应情况。

2. 微柱凝胶血型卡法

（1）挑选抗 IgG 凝胶血型卡:检查每一个凝胶血型卡是否干涸、是否完整,做好 1 ~ 3 号试验标记。

（2）选择适用于微柱凝胶的抗体筛查细胞。

（3）揭开凝胶血型卡的铝封,根据试剂说明书的要求分别加入一定量(通常 50μl)不同的筛选细胞。根据试剂说明书的要求再分别加入一定量的(通常 25μl)血清或血浆。

（4）按凝胶血型卡说明要求孵育(37℃ 15 分钟);用专用离心机离心并观察结果。

【实验结果】

待检者自身血清加自身红细胞管无凝集,1、2、3 号筛选谱红细胞出现 ± ~ + + + + 凝集者为抗体筛选试验阳性。

微柱凝胶试验中细胞完全沉积在微柱底部为阴性结果;细胞仍留在微柱顶部为强阳性结果,凝集的强弱判断见表 1-12 和图 1-1。

表 1-12　凝集的强弱判断

反应凝集强度	现象描述说明
+ + + +	红细胞复合物(凝集)位于凝胶表面
+ + +	大部分红细胞复合物位于凝胶表面,少部分位于凝胶中部
+ +	大部分红细胞复合物位于凝胶中部,少部分位于凝胶中上部
+	红细胞复合物位于凝胶中下部
±	与同一卡中阴性管结果对照,如与阴性结果有差别,即为 ±
−	红细胞完全沉积在凝胶管尖底部
溶血	凝胶和液体无凝集或未凝集的红细胞,液体出现透明清澈红色(完全溶血) 残留红细胞在胶表面、中部或底部,液体出现透明清澈红色(不完全溶血)
混合凝集视野	红细胞复合物位于凝胶表面和凝胶底部

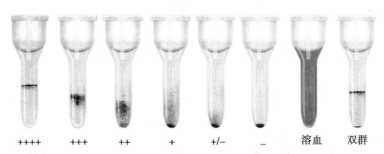

++++　　+++　　++　　+　　+/−　　−　　溶血　　双群

图 1-1　凝胶检测反应凝集强度判读标准

【临床意义】

对于输血患者,特别是有妊娠史、输血史的患者进行红细胞意外抗体筛选和鉴定可以有效预防输血反应的发生,确保输血安全;同时也可以用于新生儿溶血病的诊断和输血反应的检查和研究。

【方法学评价】

1. 酶或抗人球蛋白介质出现凝集,而盐水介质无凝集,则提示意外抗体为 IgG 类。有些抗体,如抗-Le^a、抗-Jk^a 在盐水悬浮细胞凝聚试验中可溶解抗原不配合的细胞。

2. 其他方法如果已经验证和证明其适用性,可作为间接抗人球蛋白试验的补充(而非代替),如酶法。但对某些有临床意义的抗体,间接抗人球蛋白试验优先于其他可选择技术。

【注意事项】

待检者自身血清加自身红细胞管应无凝集,若出现凝集则提示可能存在自身免疫性抗体;如患者近期输过血,则自身抗体、同种抗体均可能存在,需要进一步试验进行鉴别。

在盐水、酶、抗人球蛋白三种介质中,1、2、3 号筛选谱红细胞只要有一个或一个以上试管出现 ± ~ + + + 凝集,表示待检者血清中存在意外抗体,需进一步鉴定抗体特异性。

8 支试管均无凝集,表示待检者血清中无意外抗体。

对有妊娠史或输血史的患者,输血前应进行意外抗体筛选试验,献血者血浆也应进行意外抗体筛选试验。

【思考题】

1. 什么是意外抗体?

2. 意外抗体是否均有临床意义?

3. 通过抗体筛选试验,能否确定意外抗体的特异性?

(赵国华)

实验十　红细胞抗体鉴定试验

【实验原理】

对筛选试验阳性的待检者应进一步检查其抗体特异性。根据鉴定谱细胞(1 ~ 11 号共 11 个鉴定细胞或更多)与待检者血清在不同介质(盐水、酶、抗人球蛋白及凝胶血型卡等)中反应的结果加以判定。

【器材、试剂与标本】

1. 器材　台式离心机、37℃水浴箱、凝胶血型卡专用孵育器及离心机、血液细胞洗涤离心机。

2. 试剂　抗体鉴定谱细胞(浓度约 2% ~ 5%)、生理盐水、1% 菠萝蛋白酶、抗人球蛋白试剂。

3. 标本　待检者血浆或血清、2% ~ 5% 待检者红细胞盐水悬液。

【操作步骤】

1. 盐水法、酶法及抗人球蛋白法

(1)取 24 支试管分成 2 排,每排 12 支试管,做好标记,每支试管加待检者血清 2 滴。每排第 1 ~ 11 支试管依次加入 1 ~ 11 号抗体鉴定谱红细胞 1 滴,第 12 支加待检者 2% ~ 5% 红细胞悬液 1 滴。

(2)第 1 排试管以 1000 × g 离心 15 秒,轻轻摇动试管,肉眼观察有无凝集,记录盐水介质反应情况。

(3)第 2 排试管中各加 1% 菠萝蛋白酶 1 滴。

(4)将第 1、2 排 24 支试管分别置于 37℃ 水浴箱孵育 30 分钟。

(5)从水浴箱取出试管,第 1 排试管用生理盐水洗涤 3 次,各加抗人球蛋白试剂 1 滴,$1000 \times g$ 离心 15 秒,轻轻摇动试管,肉眼观察有无凝集,记录抗人球蛋白介质反应情况。

(6)第 2 排 12 支试管 $1000 \times g$ 离心 15 秒,轻轻摇动试管,肉眼观察有无凝集,记录酶反应结果。

2. 微柱凝胶血型卡法

(1)挑选抗 IgG 凝胶血型卡:检查每一个凝胶血型卡是否干润、是否完整,做好 1 ~ 11 号试验标记。

(2)选择适用于微柱凝胶的抗体鉴定谱细胞。

(3)揭开凝胶血型卡的铝封,根据试剂说明书的要求分别加入一定量(通常 50μl)不同的鉴定谱细胞。根据试剂说明书的要求再分别加入一定量的(通常 25μl)血清或血浆。

(4)按凝胶血型卡说明要求孵育(37℃ 15 分钟);用专用离心机离心并观察结果。

【实验结果】

待检者自身血清加自身红细胞管无凝集;1 ~ 11 号鉴定谱红细胞管出现 ± ~ + + + + 凝集者为阳性结果。意外抗体鉴定谱红细胞见表 1-13,根据反应格局,结合待检者红细胞表型分析,可推断抗体特异性。

【临床意义】

同红细胞意外抗体筛选试验。

【方法学评价】

同红细胞意外抗体筛选试验。

【注意事项】

1. 待检者自身血清加自身红细胞管应无凝集;若出现凝集则提示自身免疫性抗体;近期输过血的患者,自身红细胞出现凝集还应考虑同种抗体。

2. ± ~ + + + + 凝集为阳性结果,表示待检者血清有意外抗体,结合谱红细胞反应格局,确定抗体特异性。

3. 无凝集,表示待检者血清中无意外抗体。

4. 酶或抗人球蛋白介质出现凝集,而盐水介质无凝集,则提示意外抗体为 IgG 类。

5. 抗体鉴定应有的参考资料:被检者的血型,包括 ABO、Rh 表型以及其他必需的血型、既往输血史及妊娠史、诊断,尤其是自身免疫性溶血性贫血、药物治疗史,如果以往曾做过血型鉴定,应进一步了解实验方法及实验温度、红细胞受酶处理的影响、与随机供血者红细胞阳性反应的频率和强度、实验时有无溶血现象及剂量效应等。

【思考题】

1. 什么情况下需要进行抗体鉴定试验?

2. 如何根据抗体鉴定试验的反应格局确定抗体特异性?

【病例分析】

病例 1 女性患者,45 岁。因患慢性再生障碍性贫血,近 5 年曾多次输血。3 个月前输血后曾出现发热、一过性黄疸。此次输血前检查发现患者血型为 A 型、Rh 阳性,意外抗体筛选试验阳性,Rh 表型为 CcDee,抗体鉴定反应格局见表 1-14。

表 1-13　意外抗体鉴定谱红细胞

序号	Rh					Kidd		MNSs					Duffy		Diego		Xg	Kell		Lewis		P	Lutheran		自身
	D	C	E	c	e	JK^a	JK^b	M	N	S	s	Mur	Fy^a	Fy^b	Di^a	Di^b	Xg^a	K	k	Le^a	Le^b	P$_1$	Lu^a	Lu^b	
1	+	+	0	0	+	0	+	+	+	+	+	0	+	0	0	+	0	0	+	0	+	+	0	+	
2	+	0	+	+	0	0	+	0	+	0	+	0	+	0	0	+	+	0	+	0	+	0	0	+	
3	+	+	0	+	+	0	0	+	+	0	+	0	+	+	0	+		0	+	+	+	+	0	+	
4	+	0	+	+	+	+	0	+	0	0	+	0	+	+	0	+		0	+	0	+	0	+	+	
5	+	0	0	+	+	0	+	+	+	+	+	0	+	+	0	+	0	0	+	0	+	0	0	+	
6	+	+	+	+	+	+	+	+	0	0	+	0	+	+	0	+		0	+	0	0	0	0	+	
7	+	+	+	+	0	0	+	+	+	0	+	0	+	+	0	+	+	0	+	0	+	0	0	+	
8	0	+	0	+	+	+	+	+	+	0	+	+	+	+	0	+	+	0	+	0	+	0	0	+	
9	0	0	+	+	+	+	0	0	+	0	+	0	+	+	0	+		0	+	0	+	0	0	+	
10	0	0	0	+	+	0	+	+	+	+	+	+	+	0	+	+		0	+	0	+	0	0	+	
11	+	+	+	+	+	0	+	0	+	+	+	+	+	0	0	+		0	+	+	+	+	0	+	
自身																									

+：凝集；0：不凝集

表 1-14　抗体鉴定反应格局

序号	D	C	c	E	e	K	M	N	S	s	Le^a	Le^b	P1	Fy^a	Fy^b	Jk^a	Ja^b	IAT
1	0	+	+	0	+	0	0	+	+	+	+	0	+	+	+	+	+	0
2	+	+	0	0	+	0	+	+	+	0	0	+	+	+	0	+	0	0
3	+	+	0	0	+	+	+	0	+	+	0	+	+	0	+	0	+	0
4	+	0	+	+	0	0	+	+	0	+	0	0	+	0	+	+	0	++++
5	0	0	+	+	+	0	0	+	0	+	0	+	0	+	+	+	0	++++
6	0	0	+	0	+	+	+	+	+	+	0	+	+	+	+	+	+	0
7	0	0	+	0	+	+	+	0	+	0	0	+	0	+	+	0	+	0
8	0	0	+	0	+	0	+	+	0	+	0	0	+	0	+	+	+	0
9	0	0	+	0	+	0	0	+	0	+	0	0	+	0	+	+	0	0
10	0	0	+	0	+	0	+	0	+	0	0	+	+	+	+	0	+	0
11	+	+	+	+	+	0	+	+	0	+	+	0	+	+	0	+	+	++++
自身				0														0

请分析此患者血浆中红细胞抗体的特异性。如果患者需要输血,下一步该如何处理?

(赵国华)

第三节　交叉配血试验

实验十一　盐水介质交叉配血试验

【实验原理】

交叉配血试验亦称为血液相容性试验,受血者与供血者的交叉配血反应体系中,若血清存在针对红细胞膜上 ABO 血型或其他血型抗原的 IgM 抗体时,可直接在离心力作用和盐水介质条件下,抗体抗原结合而发生肉眼可见的凝集,亦可在补体参与下进一步引起溶血效应。生理盐水介质交叉配血试验包括主次侧,主侧检查受血者中是否存在破坏供血者红细胞的 IgM 类红细胞抗体或补体依赖性意外抗体,次侧检查供血者血清中是否存在破坏受血者红细胞的完全性红细胞抗体或补体依赖性意外抗体。

【器材、试剂与标本】

1. 器材　滴管、洁净小试管、标记笔、离心机、显微镜、玻片等。
2. 试剂　生理盐水。
3. 标本　2~4ml 抗凝或不抗凝供血者及受血者血液标本。

【操作步骤】

1. 离心供血者、受血者血液标本,使红细胞与血清分离。用生理盐水洗涤供血者及受血者红细胞 3 次,配成3% ~5% 的生理盐水红细胞悬液。
2. 取洁净小试管 2 支,分别标记为主侧及次侧管。
3. 主侧管内加受血者血浆或血清 2 滴及供血者红细胞悬液 1 滴;次侧管加供血者血清 2 滴及受血者红细胞悬液 1 滴,立即混匀。
4. 将 2 支试管放入离心机内,以 1000 ×g 离心 15 秒。
5. 取出试管,首先用肉眼观察试管上清液有无溶血现象,再轻轻摇动试管,直至红细胞成为均匀的混悬液后,观察有无红细胞凝集。
6. 取 1 张玻片,用滴管分别从主侧管和次侧管内吸取红细胞悬液各 1 滴,均匀滴放在载玻片上,用显微镜观察并记录结果。

【实验结果】

主侧和(或)次侧管红细胞均无凝集或无溶血,表示受血者和供血者两血盐水介质配血相容,供血者血液可以输注。若主侧和(或)次侧试管内出现红细胞凝集和(或)溶血,则表明两血不相容。

【临床意义】

交叉配血试验是输血前检验的必备试验之一,用于综合性检测供、受者血液的不相容性,防止发生溶血性输血不良反应。

【方法学评价】

盐水介质交叉配血试验仅能检查 IgM 类完全性抗体参与的凝集或溶血反应,不适于 IgG 的检测,因此临床上不宜单独采用本法进行配血试验。

【注意事项】

1. 应用盐水介质交叉配血试验时出现红细胞凝集或溶血,应当首先重新进行供血者和受血者 ABO 血型鉴定,排除 ABO 血型鉴定错误导致的不相容结果。

2. 溶血标本不得用于交叉配血试验。

3. 冬季实验室温度较低出现红细胞凝集时,应当排除供、受者血清中存在自身冷凝集素。为排除冷凝集素的干扰,可以把主次侧试管放置在 37℃水浴箱内升温一定时间,轻轻摇动试管,取出试管后立即吸取试管内红细胞悬液放置显微镜下观察结果;亦可将反应并离心后的主次侧试管用预温至 37℃生理盐水洗涤 3 次,重新离心后观察结果。

4. 进行盐水介质交叉配血试验时,红细胞悬液加入血清以后,采用立即离心法,即刻观察试验结果。不宜在室温下放置,以免影响试验结果。

【思考题】

1. 盐水介质交叉配血试验的优缺点有哪些?

2. 影响盐水介质交叉配血试验的因素及可能的消除方法是什么?

(胡丽华)

实验十二　酶介质交叉配血试验

【实验原理】

红细胞表面具有丰富的唾液酸从而带有大量负电荷,造成红细胞在液体中相互排斥。蛋白水解酶能消化和破坏红细胞表面的唾液酸,导致红细胞表面的 Zeta 电势减小即红细胞间排斥力减弱,使红细胞间的距离缩短,从而有利于 IgG 类血型抗体的两个抗原结合位点能分别结合具有相应抗原的红细胞,导致红细胞交联而发生凝集。

【器材、试剂与标本】

1. 器材　滴管、洁净小试管、标记笔、离心机、显微镜、37℃恒温水浴箱、玻片等。

2. 试剂　生理盐水、1% 菠萝蛋白酶溶液、3% RhD 阳性 O 型红细胞悬液、IgG 型抗-D 血清、正常人 AB 型血清。

3. 标本　2~4ml 抗凝或不抗凝供血者及受血者血液标本。

【操作步骤】

1. 供血者及受血者血液标本离心后分离出血浆或血清和红细胞;以生理盐水洗涤供、受血者红细胞 3 次,配成 3% 红细胞悬液。

2. 取洁净小试管 2 支,分别标记主侧管和次侧管。主侧管加入受血者血浆(清)2 滴和供血者红细胞悬液 1 滴,次侧管加入供血者血浆或血清 2 滴和受血者红细胞 1 滴。两管再加入 1% 菠萝蛋白酶溶液各 1 滴。

3. 取试管 1 支,标明阳性对照,加入 3% RhD 阳性 O 型红细胞悬液和 IgG 类抗-D 血清各 1 滴,加 1% 菠萝蛋白酶溶液 1 滴。

4. 取试管 1 支,标明阴性对照,加入 3% RhD 阳性 O 型红细胞悬液和正常人 AB 型血清各 1 滴,加 1% 菠萝蛋白酶溶液 1 滴。

5. 取试管 1 支,标明自身对照。分别加入受血者自身血浆或血清和 3% 红细胞悬液各 1 滴,加 1% 菠萝蛋白酶溶液 1 滴。

6. 上述所有试管轻摇混匀后,置 37℃水浴 30 分钟;经 $1000 \times g$ 离心 30 秒,取出试管并轻轻摇动,肉眼观察试验结果并记录。

7. 取 1 张洁净玻片,用滴管分别从主侧管和次侧管内吸取红细胞悬液各 1 滴,均匀滴放在载玻片上,用显微镜观察并记录结果。

【实验结果】

受血者自身对照管无凝集,阴性对照管无凝集,阳性对照管出现凝集,试验方为有效。主侧和(或)次侧管红细胞均无凝集或无溶血,酶介质配血相容,供血者血液可以输注。若主侧和(或)次侧试管内出现红细胞凝集和(或)溶血,表明两血不相容。

【临床意义】

交叉配血试验是输血前检验的必备试验之一,用于综合检测供、受者血液的不相容性,防止发生溶血性输血不良反应。

【方法学评价】

酶介质交叉配血试验能检测出供受血者血清中是否存在 IgG 类不相容性的红细胞血型抗体,确保受血者和供血者血液相容,防止发生溶血性输血不良反应。酶介质交叉配血试验操作简单、快捷,曾经广泛使用,但这种介质最大的缺点是可能使 M、N、Fy^a、Fy^b 等抗原的抗体漏检,存在输血安全隐患,因此目前基本上已经很少使用酶介质进行交叉配血试验。

【注意事项】

1. 蛋白水解酶可以打断红细胞表面的多肽链,改变并暴露红细胞膜上部分抗原结构。因此经酶处理后可以增强一些抗原抗体系统的反应活性,如 Rh 和 Kidd 系统。与此同时,由于唾液酸是某些红细胞血型抗原的抗原决定簇,经酶处理后也会破坏一些抗原的结构,如 M、N、Fy^a、Fy^b 抗原,导致这些抗原抗体的反应性减弱或消失。

2. 红细胞经蛋白酶修饰后可以改变红细胞悬液的理化性质,在交叉配血试验中可以出现非特异性自身凝集,因此必须采用平行标准对照试验,才能得出正确的试验结论。

【思考题】

1. 酶介质交叉配血试验可增强和减弱哪些血型抗原参与的交叉配血反应?
2. 影响酶介质交叉配血试验的因素及消除的方法有哪些?

(胡丽华)

实验十三 抗人球蛋白介质交叉配血试验

【实验原理】

悬浮于生理盐水介质中的红细胞由于细胞膜表面大量负电荷的作用,红细胞相互排斥,使细胞间距始终保持在 25nm,而 IgG 相邻两个结合抗原的 Fab 片段最大距离是 14nm。故在适合的温度、时间等条件下,IgG 类血型抗体与红细胞膜上相应抗原结合即致敏红细胞,但不能交联而凝集相应的红细胞。抗人球蛋白试剂的主要成分是马或兔抗人球蛋白抗体,这种抗体(二抗)可以结合致敏在红细胞膜上的 IgG 类血型抗体(一抗)的 Fc 段,经抗人球蛋白抗体的"搭桥"作用,使原来已经致敏的红细胞发生肉眼可见的凝集。

【器材、试剂与标本】

1. 器材 滴管、洁净小试管、标记笔、离心机、显微镜、37℃恒温水浴箱、玻片等。
2. 试剂 生理盐水、抗人球蛋白试剂、3% RhD 阳性 O 型红细胞悬液、IgG 类抗-D 血清。
3. 标本 2~4ml 抗凝或不抗凝供血者及受血者血液标本。

【操作步骤】

1. 供血者及受血者血液标本离心后分离出血浆或血清和红细胞;以生理盐水洗涤供、

受血者红细胞 3 次,配成 3% 红细胞悬液。

2. 取 3 人份 O 型红细胞并混合,经生理盐水洗涤后取压积红细胞 1 滴,加入 IgG 类抗-D 血清 2 滴,置 37℃ 水浴 1 小时后取出,以生理盐水洗涤 3 次后,离心去上清液,再用生理盐水配制成 3% 阳性对照细胞。

3. 取 2 支洁净小试管,分别标记主侧和次侧。主侧管加入受血者血清 2 滴和供血者红细胞悬液 1 滴,次侧管加入供血者血清 2 滴和受血者红细胞 1 滴。

4. 各试管经轻轻混匀后,置 37℃ 水浴 30 分钟,分别取出后用生理盐水洗涤红细胞 3 次,倾去上清液。

5. 各试管内加抗人球蛋白试剂 1 滴,$1000 \times g$ 离心 15 秒后,取出试管并轻轻摇动,肉眼观察试验结果并记录。

6. 取 1 张洁净玻片,用滴管分别从主侧管和次侧管内吸取红细胞悬液各 1 滴,均匀滴放在载玻片上,用显微镜观察并记录结果。

7. 在阴性反应管内加入 3% 阳性对照细胞 1 滴,$1000 \times g$ 离心 15 秒后,取出试管并轻轻摇动,肉眼观察应出现红细胞凝集,否则提示抗人球蛋白试剂失效,交叉配血试验无效,需更换抗人球蛋白试剂后重新检测。

【实验结果】

主侧和(或)次侧管红细胞均无凝集或无溶血,表示受血者和供血者两血盐水介质配血相容,供血者血液可以输注。若主侧和(或)次侧试管内出现红细胞凝集和(或)溶血,则表明两血不相容。

【临床意义】

交叉配血试验是输血前检验的必备试验之一,用于综合性检测供、受者血液的不相容性,防止发生溶血性输血不良反应。

【方法学评价】

抗人球蛋白介质交叉配血试验是检测不完全性(IgG 类)红细胞血型抗体经典试验,灵敏度高,特异性强。但仍然需要手工操作,步骤繁琐,耗时较多。

【注意事项】

1. 洗涤红细胞操作是抗人球蛋白技术的关键,洗涤时应充分且不能中途停止。延迟试验或中途停止可使细胞上的抗体释放出。洗涤用生理盐水要足量并用力冲入管底,使压积于管底的红细胞松离,切勿用手指堵住管口,进行颠倒混匀,以防皮肤表面的蛋白污染。离心时间和转速参数十分重要,应按试剂说明书要求或实验室建立的作业指导书进行操作。

2. 在使用抗人球蛋白介质交叉配血试验时,应当平行进行盐水介质交叉配血试验。溶血标本不得进行交叉配血试验。

3. 为了证实抗人球蛋白介质交叉配血试验阴性结果的可靠性,在试验结束后必须在阴性管内加入 1 滴阳性对照细胞(IgG 类抗-D 致敏 O 型 RhD 阳性红细胞),离心后应当出现红细胞凝集现象;没有出现预期的红细胞凝集则表明交叉配血试验体系中抗人球蛋白失效,应查找原因后重复试验。

4. 应注意抗人球蛋白介质交叉配血试验的假阳性结果,例如血液标本中含冷凝集素、脐血标本含 Wharton 胶、脐血存在较多网织红细胞、抗人球蛋白血清中含有抗转铁蛋白及洗涤不充分时,都可能使红细胞产生凝集。

【思考题】

1. 抗人球蛋白交叉配血试验的优缺点有哪些?
2. 影响抗人球蛋白交叉配血试验的因素及其解决方法有哪些?

(胡丽华)

实验十四　低离子聚凝胺介质交叉配血试验

【实验原理】

聚凝胺(polybrene)是一种高价阳性季胺盐多聚物,溶解后产生正电荷,可以大量中和红细胞膜表面的负电荷,减弱红细胞之间的排斥力,使红细胞彼此间的距离缩短,在离心力的作用下,可使正常红细胞发生可逆性的非特异性凝集。低离子液降低反应体系的离子强度,增加抗体抗原间的引力,进而促进血型抗体与红细胞膜上相应抗原结合,在低离子介质、聚凝胺的联合作用以及离心作用下,有利于血型抗体尤其是不完全性红细胞血型抗体(IgG类)与相应抗原红细胞发生结合而促进红细胞凝集。离心后,加入重新悬浮液,中和聚凝胺的凝集作用,使非特异性的正常红细胞凝集解散,而特异的抗体抗原结合引起的红细胞凝集仍然存在。

【器材、试剂与标本】

1. 器材　滴管、洁净小试管、标记笔、离心机、显微镜、玻片等。
2. 试剂　生理盐水、低离子聚凝胺介质试剂盒[低离子介质(LIM)、聚凝胺试剂、重新悬浮液]。
3. 标本　2~4ml 抗凝或不抗凝供血者及受血者血液标本。

【操作步骤】

1. 供血者及受血者血液标本离心后分离出血浆或血清和红细胞;以生理盐水洗涤供、受血者红细胞 3 次,配成3%红细胞悬液。
2. 取 2 支洁净小试管,分别标记主侧和次侧。主侧管加入受血者血清 2 滴和供血者红细胞悬液 1 滴,次侧管加入供血者血清 2 滴和受血者红细胞 1 滴。
3. 每管各加 LIM 溶液 0.6ml,混匀,室温孵育 1 分钟。
4. 每管各加 2 滴聚凝胺溶液,混合后静置 15 秒。
5. $1000 \times g$ 离心 15 秒后,弃去上清液。
6. 轻轻摇动试管,目测细胞有无凝集,如无凝集,必须重做。
7. 加入 2 滴重新悬浮液,并轻摇混匀,要求 1 分钟内肉眼观察结果。
8. 取 1 张洁净玻片,用滴管分别从主侧管和次侧管内吸取红细胞悬液各 1 滴,均匀滴放在载玻片上,用显微镜观察并记录结果。

【实验结果】

主侧和(或)次侧管红细胞均无凝集或无溶血,表示受血者和供血者两血盐水介质配血相容,供血者血液可以输注。若主侧和(或)次侧试管内出现红细胞凝集和(或)溶血,则表明两血不相容。

【临床意义】

交叉配血试验是输血前检验的必备试验之一,用于综合性检测供、受者血液的不相容性,防止发生溶血性输血不良反应。

【方法学评价】

聚凝胺介质交叉配血试验对 Kell 血型系统 K 抗原抗体不能有效检出,但汉族人群中的 K 基因频率几乎为零,kk 型几乎为 100%。因此国内临床输血时,除维吾尔族等少数民族人群外,使用这种介质进行交叉配血试验是安全的。

【注意事项】

1. 考虑到聚凝胺介质交叉配血试验对 Kell 血型系统 K 抗原抗体不能有效检出,此时可以辅助增加抗人球蛋白交叉配血试验。

2. 溶血标本不得用于交叉配血试验。

3. 冬季实验室温度较低出现红细胞凝集时,应当排除供、受者血清中存在自身冷凝集素。为排除冷凝集素的干扰,可以把主次侧试管放置在 37℃ 水浴箱内升温一定时间,轻轻摇动试管,取出试管后立即吸取试管内红细胞悬液放置显微镜下观察结果。

4. 临床输血进行交叉配血试验时,应当首先进行盐水介质的交叉配血试验,排除完全性(IgM 类)红细胞抗体的存在后,再进行聚凝胺介质交叉配血试验。

5. 聚凝胺是一种抗肝素试剂,所以如果使用含肝素和柠檬酸钠的血标本,应增加聚凝胺用量来中和肝素,或在试验过程中逐步加入聚凝胺溶液直至红细胞出现凝集为止。

【思考题】

1. 聚凝胺介质交叉配血试验原理是什么?

2. 聚凝胺介质交叉配血试验的干扰因素及其相应的解决方法有哪些?

(胡丽华)

实验十五　微柱凝胶介质交叉配血试验

【实验原理】

将供、受者红细胞及血浆或血清加入到含有抗人球蛋白试剂的微柱凝胶血型卡中进行交叉配血试验,37℃ 孵育后,如果血清中存在针对红细胞抗原的血型抗体(无论是 IgM 类或 IgG 类红细胞血型抗体)与对应的红细胞发生凝集,形成红细胞凝集团块。凝胶柱中的凝胶具有分子筛作用,离心时可阻止凝集的红细胞下沉,而留在微柱的上层。如果血清中不含有针对红细胞膜上血型抗原的抗体,经过孵育、离心后,红细胞仍然以单个分散形式存在,经离心力作用顺利通过凝胶分子筛,全部下沉到微柱管底部,形成红细胞扣。

【器材、试剂与标本】

1. 器材　37℃ 微柱凝胶血型卡专用孵育器及离心机、移液器等。

2. 试剂　用于交叉配血试验的微柱凝胶血型卡、生理盐水、专用红细胞稀释液等。

3. 标本　$2\sim4$ml 抗凝或不抗凝供血者及受血者血液标本。

【操作步骤】

1. 离心供血者、受血者血液标本,使红细胞与血清或血浆分离。用生理盐水洗涤供血者及受血者红细胞 3 次,再用红细胞稀释液配成 1% 红细胞悬液。

2. 取出交叉配血试验的微柱凝胶血型卡并标记好主侧和次侧孔,撕去铝箔,垂直放置在卡槽内。

3. 主侧管内加入受血者血清或血浆 25μl 和供血者 1% 红细胞 50μl;次侧管加供血者血清或血浆 25μl 及受血者 1% 红细胞悬液 50μl。

4. 将加样后的微柱凝胶血型卡置于专用孵育器内 37℃ 孵育 15 分钟。

5. 取出试剂卡,放置专用离心机离心 10 分钟。

6. 取出试剂卡,肉眼观察结果。

【实验结果】

1. 阴性结果 主侧和次侧管内红细胞完全沉降于凝胶管底部,表明受血者与供血者两血相容,献血者血液可以输注。

2. 阳性结果 主侧和(或)次侧管内红细胞凝集块位于凝胶表面或凝胶中,或者出现溶血,表明受血者与供血者两血不相容。

【临床意义】

交叉配血试验是输血前检验的必备试验项目之一,用于综合性检测供、受者血液的不相容性,防止发生溶血性输血不良反应。

【方法学评价】

微柱凝胶介质交叉配血试验利用微柱凝胶技术,通过凝胶分子筛作用可以提高交叉配血试验的灵敏度和特异度。可一次性检出 IgM 类和 IgG 类红细胞血型抗体,因此在临床输血实际使用时,可以省去盐水介质交叉配血试验步骤。

【注意事项】

1. 抗人球蛋白试剂在试验前已经预先加入到凝胶微柱内,进行离心时红细胞和血清成分以不同的速度通过微柱(重力加速度不同),从而避免了血清中未结合的球蛋白先进入微柱内中和抗人球蛋白试剂的可能性,因此进行交叉配血试验时红细胞不需要洗涤也不会出现钩状效应。

2. 溶血标本不得用于交叉配血试验。

3. 微柱凝胶介质交叉配血试验结果判定直观、可靠,并可以保存,也可以使用数码照相机留取试验结果图像存档备用;有利于标准化,可以使用全自动设备进行交叉配血试验,避免人为操作失误。

4. 凝胶介质交叉配血试验不适于直抗阳性(即已致敏)的红细胞检测,必要时需要增加自身对照来排除干扰。

5. 微柱凝胶血型卡使用前要仔细检查卡内凝胶,不能出现气泡、干涸和断裂等异常情况,必要时应用 IgG 类抗- D 致敏 O 型 RhD 阳性红细胞验证凝胶内抗人球蛋白试剂的有效性,以免抗人球蛋白试剂失效导致的配血风险。

【思考题】

1. 微柱凝胶介质交叉配血试验的优缺点有哪些?

2. 简述微柱凝胶介质交叉配血试验的检测原理。

【病例分析】

病例 1 38 岁男性,消化道大出血患者,需急诊手术。术前实验室检查 Hb 60g/L,主治医生要求紧急备血 4U 供手术用。患者历史资料显示 3 个月前抗体筛选试验阳性,鉴定为抗- c,当前血型检测结果见表 1-15。

表 1-15 血型检测结果

正定型(细胞定型)			反定型(血清定型)		
抗- A	抗- B	抗- D	$A1_c$	B_c	O_c
+ + + +	0	+ + + +	+	+ + + +	+ + +

微柱凝胶血型卡抗体筛选试验为阴性。

1. 血型正反定结果不一致的主要原因是什么？应该怎样进一步分析和验证？
2. 该患者应该怎样选择合适血型的血液？
3. 针对该患者当前状态应选择何种交叉配血方法？

（胡丽华）

第四节　吸收放散试验

实验十六　吸 收 试 验

当受检红细胞加入已知抗体效价的抗血清后,若红细胞上有相应抗原,便吸收血清中的抗体。再以已知抗原的红细胞滴定,比较吸收前后血清中抗体的效价,便可证明受检红细胞上有无相应抗原以及强度,用此方法可以检测红细胞上弱表达的血型抗原。如果待检血清中含红细胞自身抗体,可能干扰血型鉴定、交叉配血以及意外抗体筛选和鉴定,可采用自身红细胞吸收血清中的自身抗体后再进行检测。根据不同的应用目的,吸收试验可有多种方法。

一、自身抗体吸收试验

（一）自身抗体的冷吸收技术

【实验原理】

高效价的冷自身抗体可能遮盖同时存在的具有临床意义的同种抗体,干扰血型鉴定、交叉配血以及意外抗体筛选和鉴定。用自身红细胞在冷环境中可吸收掉这些自身抗体,使同时存在的同种抗体被检测出来。血液中有冷自身抗体的患者,其红细胞通常已经包被了冷自身抗体,这些冷自身抗体一般在 37～45℃ 用 PBS 洗涤 3 遍可以去除。更有效的方法是用 ZZAP 试剂去除这些结合的自身抗体。

【器材、试剂与标本】

1. 器材　试管、试管架、移液管、台式离心机、37℃恒温水浴箱。
2. 试剂　1% 半胱氨酸活化的木瓜蛋白酶、pH 7.3 的 PBS、0.2mol/L 的二硫苏糖醇、生理盐水。
3. 标本　待吸收的 2ml 血清或血浆、2ml 自身压积红细胞。

【操作步骤】

1. ZZAP 试剂配制　0.5ml 1% 半胱氨酸活化的木瓜蛋白酶加 2.5ml 0.2mol/L 的二硫苏糖醇和 2ml pH 7.3 的 PBS,调整 pH 为 6.0～6.5。
2. 取 1ml 自身压积红细胞,加 2ml ZZAP 试剂,混匀,37℃孵育 30 分钟。
3. 用生理盐水洗涤 3 次,末次洗涤后以 $1000 \times g$ 至少离心 5 分钟,尽可能除尽上清液。
4. 加入等体积血清至已处理过的压积红细胞中,混匀,4℃放置 30 分钟。期间每 10 分钟摇动试管 1 次,确保抗原抗体能最大限度接触。
5. $1000 \times g$ 离心 5 分钟,将上层血清转移到一支洁净试管中。
6. 可以重复 4、5 步骤,使吸收效果更好,去除自身抗体更完全。
7. 最后一遍吸收后,用试剂谱红细胞检测吸收后的待检血清中同种抗体。

【实验结果】

1. 如果血清中存在同种抗体,两次吸收后,一般可以去除冷自身抗体,使同种抗体能够被检测出来。

2. 用谱红细胞试剂鉴定抗体,若该血清表现出抗体特异性,则表示存在同种抗体。

3. 如果血清与所有谱红细胞试剂都反应,必须继续吸收冷自身抗体。

【临床意义】

取吸收后血清,加入谱红细胞试剂,使用间接抗人球蛋白试验技术,检测血清中是否存在同种抗体,若存在同种抗体需鉴定抗体的特异性。

【方法学评价】

1. 吸收一次后,如果冷自身抗体仍然存在,可进行多次反复自身吸收,直至冷自身抗体吸收完全,必要时用二期酶法处理自身红细胞后做吸收试验。

2. 自身红细胞如果在吸收抗体前,已经被冷自身抗体致敏了,此时用 ZZAP 法或其他不破坏细胞的方法先处理自身红细胞再进行吸收,效果会明显增强。

3. 为避免因稀释血清而失去弱的同种抗体活性,在第 3 步骤尽可能除尽残余的盐水。

【注意事项】

1. 近期输过血的患者红细胞不能用于自身吸收,因为血液循环中近期输入的异体红细胞可能会吸收同种抗体。

2. ZZAP 处理红细胞会破坏所有 Kell 系统抗原和其他能够被蛋白酶破坏的血型抗原,包括 M、N、Fy^a、Fy^b、S、s 抗原,以及 LW、Gerbich、Cartwright、Dombrock、Knops 系统抗原。如果怀疑自身抗体的特异性属于这些血型系统中的任何一种,就必须换用其他自身吸收方法,如只用 1% 半胱氨酸激活木瓜蛋白酶或 1% 无花果酶处理自身红细胞。

【思考题】

简述自身抗体冷吸收技术的主要应用范围。

（二）自身抗体的热吸收技术

【实验原理】

血清中存在的温自身抗体可能遮盖同时存在的具有临床意义的同种抗体,干扰血型鉴定、交叉配血以及意外抗体筛选和鉴定。用自身红细胞在 37℃ 水浴环境中可吸收掉这些温自身抗体,使同时存在的同种抗体被检测出来。血液中有温自身抗体的患者,其红细胞通常已经包被了温自身抗体,用自身红细胞吸收血清中的温自身抗体前,首先要去除红细胞上的温自身抗体。最有效的方法是用 ZZAP 试剂去除这些结合的温自身抗体。

【器材、试剂与标本】

1. 器材 试管、试管架、移液管、台式离心机、37℃ 恒温水浴箱。

2. 试剂 1% 半胱氨酸活化的木瓜蛋白酶、pH 7.3 的 PBS、0.2mol/L 的二硫苏糖醇、生理盐水。

3. 标本 待吸收的 2ml 血清或血浆、2ml 自身压积红细胞。

【操作步骤】

1. ZZAP 试剂配制 0.5ml 1% 半胱氨酸活化的木瓜蛋白酶加 2.5ml 0.2mol/L 的二硫苏糖醇和 2ml pH 7.3 的 PBS,调整 pH 为 6.0～6.5。

2. 取 1ml 自身压积红细胞,加 2ml ZZAP 试剂,混匀,37℃ 孵育 30 分钟。

3. 用生理盐水洗涤 3 次,末次洗涤后以 1000×g 至少离心 5 分钟,尽可能除尽上清液。

4. 加入等体积血清至已处理过的压积红细胞中,混匀,37℃放置30分钟。期间每10分钟摇动试管1次,确保抗原抗体能最大限度接触。

5. $1000 \times g$ 离心5分钟,将上层血清转移到一支洁净试管中。

6. 可以重复4、5步骤,使吸收效果更好,去除自身抗体更完全。

7. 最后一遍吸收后,用试剂红细胞检测吸收后的待检血清中同种抗体。

【实验结果】

1. 如果血清中存在同种抗体,两次吸收后,一般可以去除温自身抗体,使同种抗体能够被检测出来。

2. 用谱红细胞试剂鉴定抗体,若该血清表现出抗体特异性,则表示存在同种抗体。

3. 如果血清与所有谱红细胞试剂都反应,必须继续吸收温自身抗体。

【临床意义】

取吸收后血清,加入谱红细胞试剂,使用间接抗人球蛋白试验技术,检测血清中是否存在同种抗体,若存在同种抗体需鉴定抗体的特异性。

【方法学评价】

1. 吸收一次后,如果温自身抗体仍然存在,可进行多次反复自身吸收,直至温自身抗体吸收完全,必要时用二期酶法处理自身红细胞后做吸收试验。

2. 自身红细胞如果在吸收抗体前,已经被温自身抗体致敏了,此时用ZZAP法或其他不破坏细胞的方法先处理自身红细胞再进行吸收,效果会明显增强。

3. 为避免因稀释血清而失去弱的同种抗体活性,在第3步骤尽可能除尽残余的盐水。

【注意事项】

1. 近期输过血的患者红细胞不能用于自身吸收,因为血液循环中近期输入的异体红细胞可能会吸收同种异体抗体。

2. ZZAP处理红细胞会破坏所有Kell系统抗原和其他能够被蛋白酶破坏的血型抗原,包括 M、N、Fy^a、Fy^b、S、s 抗原,以及 LW、Gerbich、Cartwright、Dombrock、Knops 系统抗原。如果怀疑自身抗体的特异性属于这些血型系统中的任何一种,就必须换用其他自身吸收方法,如只用1%半胱氨酸激活木瓜蛋白酶或1%无花果酶处理自身红细胞。

【思考题】

采用ZZAP试剂处理技术进行温自身抗体吸收试验时,应当注意哪些问题?

二、同种抗体吸收试验

(一)同种抗体的冷吸收技术

【实验原理】

含有已知效价和特异性抗体(或未知特异性抗体)的血清中加入未知是否(或已知)存在相应抗原的红细胞,放置4℃冰箱中孵育。如果血清中存在针对红细胞抗原的抗体,抗体可以和红细胞表面的相应抗原结合。由于抗体与红细胞表面抗原结合,血清中的抗体效价就会下降,从而可推测出红细胞抗原(或血清抗体的特异性)。因此,这种试验方法既可以用已知抗体鉴定未知抗原特异性及其抗原的强度,也可以用已知抗原鉴定未知抗体。红细胞血型抗体中最具代表性的冷抗体就是抗-A和抗-B。本试验以鉴定红细胞表面A、B抗原为例。

【器材、试剂与标本】

1. 器材　标准小试管、试管架、移液管、4℃冰箱、离心机。

2. 试剂　抗体效价32的抗-A、抗-B试剂,2%的标准A细胞、标准B细胞。

3. 标本　受检者压积红细胞。

【操作步骤】

1. 取受检者压积红细胞2ml,用大量生理盐水至少洗涤3次,末次洗涤时采用$1000 \times g$至少离心5分钟。取出试管,尽量把生理盐水完全弃去。

2. 取标准小试管2支,分别标记A和B。每支试管加入受检者压积红细胞各1ml,在标记A的试管内加入抗-A试剂2ml,在标记B的试管内加入抗-B试剂2ml。

3. 将试管放置4℃冰箱内静置至少1小时,在此期间将试管充分振摇数次,使红细胞充分吸收抗体。

4. 取出试管,放入离心机中,$1000 \times g$离心5分钟。取出试管,移出上层液体,即为吸收液。

5. 取标准小试管20支,排列4排,第一排试管分别标记A1、A2、……、A5,第2排试管分别标记As1、As2、……As5,第3排试管分别标记B1、B2、……、B5,第4排试管分别标记Bs1、Bs2、……、Bs5。每支试管内分别加入生理盐水0.2ml。

6. 第1、3排第1管内分别加入抗-A、抗-B吸收液0.2ml,第2、4排第1管内分别加入未经过吸收的抗-A、抗-B试剂0.2ml,分别进行2~32倍比稀释。

7. 第1、2排每支试管内分别加入2%的标准A细胞悬液0.1ml,第3、4排每支试管内分别加入2%的标准B细胞悬液0.1ml。

8. 将每支试管轻轻振摇,使红细胞充分混匀,放置离心机内离心,以$1000 \times g$离心15秒。观察红细胞凝集反应,记录试验结果。

【实验结果】

1. 吸收后抗-A效价与对照相比显著降低或消失者为A型;吸收后抗-B效价与对照相比显著降低或消失者为B型。吸收后抗-A和抗-B效价与对照相比均显著降低或消失者为AB型;吸收后抗-A和抗-B效价与对照相比均无明显差别者为O型。

2. 鉴定A或B亚型时,应当根据抗体下降程度来判断被检红细胞吸收强度,结合其他血清学试验结果,得出何种亚型的结论。

【临床意义】

1. 同种抗体的冷吸收试验主要通过间接证明红细胞上的血型抗原及其强度,用于冷抗体所对应的红细胞抗原鉴定。常用于ABO亚型的鉴定、全凝集或多凝集红细胞的定型以及各种原因引起红细胞血型抗原减弱时的定型。不适用于温抗体针对的如Rh等血型的抗原鉴定。

2. 结合放散试验能鉴定抗体特异性,鉴定是单一抗体、混合抗体或复合抗体。也可在多种抗体中通过吸收试验去除某种不需要的抗体,保留某种需要的特异性抗体,达到获取单一特异性抗体的目的。

【方法学评价】

1. 如果使用抗-A或抗-B试剂进行冷吸收试验,抗体效价不宜过高,最好倍比稀释至32为宜。如果使用的试剂抗体效价过高,特别是ABO亚型或抗原过于减弱时,红细胞吸收抗体量过少,经吸收后抗体效价下降不明显,可能导致结果难以判断。

2. 本试验不适用于温抗体针对的如 Rh 等血型的抗原鉴定。

【注意事项】

1. 末次洗涤红细胞后,应当尽量去除生理盐水,以免试剂被稀释,影响结果的判断。

2. 应当根据血型系统的抗原、抗体最佳反应温度来决定使用冷吸收试验还是热吸收试验。

3. 红细胞与血清接触面积越大,抗体吸收越有效。因此,尽量选择较大管径的试管,可以使用 13mm 或更大管径的试管。

【思考题】

进行同种抗体冷吸收试验时,应当注意哪些事项?

(二) 同种抗体的热吸收技术

【实验原理】

含有已知效价和特异性抗体(或未知特异性抗体)的血清中加入未知是否(或已知)存在相应抗原的红细胞,放置 37℃水浴中。如果血清中存在针对红细胞抗原的抗体,抗体可以和红细胞表面的相应抗原结合。由于抗体与红细胞表面抗原结合,血清中的抗体效价就会下降,从而可推测出红细胞抗原(或抗体的特异性)。因此,这种试验方法既可以用已知抗体鉴定未知抗原特异性及其抗原的强度,也可以用已知抗原鉴定未知抗体。红细胞血型抗体中最常见的温同种抗体是 Rh 血型系统的抗体,如抗-D、抗-E、抗-C、抗-e、抗-c。

【器材、试剂与标本】

1. 器材　试管、试管架、移液管、37℃水浴箱、离心机。

2. 试剂　谱红细胞试剂(包含有 Rh 血型表型 CcDEe 的谱细胞)。

3. 标本　含有同种抗体的血标本。

【操作步骤】

1. 取待测标本血清,加入谱红细胞试剂,使用间接抗人球蛋白试验技术,检测血清中是否存在同种抗体,若存在同种抗体需鉴定抗体的特异性,并记录试验结果。初步鉴定待测标本血清中存在某个同种抗体(假设为 Rh 系统抗体)。

2. 挑选谱红细胞试剂中 Rh 血型表型为 CcDEe 的谱细胞试剂并制成压积红细胞 1ml,用大量生理盐水至少洗涤 3 次,末次洗涤时采用 $1000 \times g$ 至少离心 5 分钟。取出试管,尽量把生理盐水完全弃去。

3. 在经洗涤后压积红细胞中加入待测血清 2ml,混匀,放置在 37℃水浴箱内,孵育至少 1 小时。在此期间将试管充分振摇数次,使红细胞充分吸收抗体。

4. 取出试管,放置离心机中,$1000 \times g$ 离心 5 分钟。取出试管,移出上层液体,即为吸收液。

5. 取标准小试管 10 支,排列 2 排,第一排试管分别标记 R1、R2、……、R5,第 2 排试管分别标记 Rs1、Rs2、……、Rs5。每支试管内分别加入生理盐水 0.2ml。

6. 第 1、2 排第 1 管内分别加入吸收后、吸收前血清 0.2ml,分别进行 2~32 倍比稀释。

7. 第 1、2 排每支试管内分别加入 2% 的 Rh 血型表型为 CcDEe 的谱细胞试剂悬液 0.1ml。

8. 将每支试管轻轻振摇,使红细胞充分混匀,使用间接抗人球蛋白试验技术分别检测吸收前后血清相应抗体效价,记录试验结果。

【实验结果】

吸收后相应抗体效价与吸收前相比显著降低或消失,确认患者存在以上某个同种抗体。

【临床意义】

热吸收试验可以通过间接证明红细胞上的血型抗原及其强度,用于温抗体所对应的红细胞抗原鉴定。

【方法学评价】

本试验不适用于冷抗体针对的血型抗原鉴定以及相应抗体的吸收,例如 ABO、MN、P 血型等。

【注意事项】

1. 末次洗涤红细胞后,应当尽量去除生理盐水,以免血清被稀释,影响结果的判断。

2. 红细胞与血清接触面积越大,抗体吸收越有效。因此,尽量选择较大管径的试管。

【思考题】

简述同种抗体热吸收技术的临床意义。

(谢　珏)

实验十七　放 散 实 验

抗体与相应的红细胞结合后,无论是引起红细胞凝集还是体内致敏,都可以通过一定的方法将抗体从红细胞上放散下来,再用试剂红细胞检测放散液中抗体的特异性。在血清学试验技术中,抗体放散技术是一种很有临床实用意义的技术,主要运用于抗体特异性鉴定、红细胞弱抗原的鉴定以及新生儿溶血病的诊断等。

根据放散试验的条件不同,将放散试验分为物理放散和化学放散。物理放散方法中,冷放散和热放散常用于 ABO 血型系统抗体放散;化学放散方法中,乙醚放散常见于温反应自身和同种抗体的放散,如 Rh 血型系统抗体放散。

(一)冷放散试验

【实验原理】

当红细胞冰冻时,红细胞膜周围有冰晶形成,在冰晶形成过程中,要吸收周围的水分,导致剩余的细胞外液渗透压升高,造成细胞内渗透压低于周围细胞外液的渗透压,促使细胞内水分向细胞外渗透,最终导致细胞解体。当细胞膜破碎时,结合在细胞膜抗原上的抗体就脱落下来。冷冻放散试验主要应用于 ABO 新生儿溶血病的实验室诊断。本试验以释放 ABO 血型抗体为例。

【器材、试剂与标本】

1. 器材　试管、试管架、移液管、-20~-70℃冰箱、离心机。

2. 试剂　2%标准 A、B、O 细胞悬液。

3. 标本　待检红细胞。

【操作步骤】

1. 将待检压积红细胞用生理盐水洗涤 6 次,保留最后一次离心上清液,作为对照使用。

2. 取标准小试管 1 支,加入被检压积红细胞 0.5ml,同时加入生理盐水 3 滴,混匀。

3. 塞住试管口,轻轻转动试管,使试管内壁表面黏附红细胞,形成红细胞薄层。

4. 将试管水平放置在 -20~-70℃冰箱内,快速冷冻 10 分钟。

5. 取出试管,立即使用流动温水冲洗试管外壁,使红细胞快速融化。

6. 将试管放置离心机内,1000×g 离心 5 分钟。立即将上清液转移至另外 1 支标记好的标准小试管内。

7. 分别标记标准小试管 6 支,在 3 支中各加 2 滴放散液和 2% 标准 A、B、O 细胞悬液 1 滴,另外 3 支同时加 2 滴末次洗涤上清液和 2% 标准 A、O 细胞悬液 1 滴做平行对照。

8. $1000 \times g$ 离心 15 秒后观察试验结果。

【实验结果】

1. 放散液与标准 A 细胞凝集,抗体为抗-A;与标准 B 细胞凝集,抗体为抗-B;与两种红细胞均凝集,抗体为抗-A、抗-B。

2. 如果仅仅与标准 O 细胞凝集,与标准 A 细胞、标准 B 细胞均不发生凝集,表明为非 ABO 血型抗体,可以使用谱红细胞试剂进行抗体鉴定。

【临床意义】

冷(冷冻)放散是一种简单快捷的抗体放散方法,一般用于 ABO 抗体的检测,对其他自身或同种抗体检出效果较差。因此,对非 ABO 血型抗体分析检测最好采用其他的放散试验方法。

【方法学评价】

冷(冷冻)放散不适用除 ABO 外的其他血型抗体分析检测。

【注意事项】

根据放散液与何种标准红细胞发生凝集反应来判定抗体的特异性。同时观察末次洗涤上清液与标准红细胞是否发生凝集反应,标准红细胞不凝集,表明洗涤完全,血清中抗体没有残留,试验结果可靠。

【思考题】

1. 简述冷(冷冻)放散试验的实验原理及应用范围。

2. 冷(冷冻)放散试验结果判断时,应当注意哪些要点?

(二)热放散试验

【实验原理】

红细胞表面的抗原与血清中的抗体在适宜条件下可以发生结合,导致红细胞发生凝集或致敏。这种抗原抗体的结合是可逆的,如果改变某些物理条件如提高反应温度,抗体可以从红细胞表面与抗原结合状态转变成为游离状态,成为游离抗体。把已知抗原特异性的红细胞加入放散液内,通过观察细胞是否凝集或致敏来鉴定放散液中抗体的种类及其强度,用以判定抗体的特异性或红细胞的弱抗原。这种试验方法常用于 ABO 亚型的鉴定、全凝集或多凝集红细胞的定型、类"B"的鉴定和新生儿溶血病的诊断等。本实验以 A 抗原和 B 抗原鉴定为例。

【器材、试剂与标本】

1. 器材 试管、试管架、移液管、37℃ 水浴箱、离心机。

2. 试剂 抗体效价 32 的抗-A、抗-B 试剂,2% 的标准 A、B、O 细胞。

3. 标本 受检者压积红细胞。

【操作步骤】

1. 取受检者压积红细胞 2ml,用大量生理盐水洗涤红细胞 6 次。末次洗涤时,采用 $1000 \times g$ 至少离心 5 分钟。留取末次洗液进行游离抗-A 和抗-B 检测。

2. 在确定没有残留游离抗-A 和抗-B 的压积红细胞内加入等量生理盐水,混匀。

3. 将试管放置于 56℃ 水浴中,不断振摇 10 分钟,以放散红细胞表面上结合的抗体。

4. 将试管取出,立即放置离心机内,以 $1000 \times g$ 离心 5 分钟。取出试管用吸管立即吸取上层放散液。

5. 取标准小试管 3 支,分别标记 A、B 和 O,每支试管内加入放散液 0.2ml,再分别加入相应 2% 的标准 A、B 和 O 型细胞 0.1ml。

6. 将每支试管轻轻振摇,使红细胞充分混匀,以 $1000 \times g$ 离心 15 秒后观察红细胞凝集反应,记录试验结果。

【实验结果】

1. 放散液与标准 A 红细胞凝集表明被检红细胞存在 A 抗原,为 A 型;与标准 B 细胞凝集表明被检红细胞存在 B 抗原,为 B 型;与标准 A、B 细胞均凝集表明被检红细胞表面存在 A 和 B 抗原,为 AB 型,与标准 A、B 细胞均不凝集表明被检红细胞表面不存在 A、B 抗原,为 O 型。

2. 放散液与标准 O 细胞凝集表明存在意外抗体,需要使用谱红细胞试剂进一步鉴定抗体的特异性。

【临床意义】

本试验可用于冷抗体型的红细胞抗体的释放与鉴定。

【方法评价】

本试验不宜用于温抗体型的红细胞抗体释放与鉴定。

【注意事项】

1. 红细胞放散时严格控制温度和时间,避免由于温度过高,导致红细胞破碎;温度过低,导致抗体从红细胞表面释放不完全。

2. 留取的末次洗液应当使用标准 A 细胞和标准 B 细胞进行游离抗-A 和抗-B 检测,只有在末次洗液不能凝集标准红细胞后,方可进行抗体释放,否则必须增加洗涤次数,直到不能检测出游离抗-A 和抗-B 为止。

【思考题】

1. 简述热放散试验的主要应用范围。

2. 进行热放散试验时,应当注意哪些问题?

(三)乙醚放散试验

【实验原理】

乙醚是种挥发性极强的有机溶剂,与红细胞混合,可以破坏红细胞膜结构,导致红细胞破碎,促使与红细胞表面抗原结合的抗体脱落,应用谱红细胞试剂可以鉴定放散液中抗体的特异性。乙醚放散试验主要用于 Rh 血型系统的抗体鉴定。

【器材、试剂与标本】

1. 仪器　试管、试管架、移液管、37℃水浴箱、离心机。

2. 试剂　分析纯乙醚、谱红细胞试剂。

3. 标本　待检压积红细胞。

【操作步骤】

1. 将待检压积红细胞用生理盐水洗涤 6 次,保留最后一次离心上清液,作为对照使用。

2. 取标准小试管 1 支,加入 1 体积洗涤后的被检压积红细胞、等体积生理盐水以及 2 体积的乙醚,颠倒充分混匀 10 分钟。

3. 将试管放进离心机内,以 $1000 \times g$ 离心 5 分钟。

4. 取出试管,试管内液体分 3 层,从上往下分别为乙醚层、红细胞基质层、放散液层。

5. 用吸管轻轻吸出深红色的放散液,加入已经标记好的试管内。观察放散液,如果放散液浑浊,可重复离心 1 次。

6. 将试管放置 37℃ 水浴箱内,水浴 30 分钟,尽量让乙醚挥发完全。

7. 使用间接抗人球蛋白试验技术,鉴定抗体特异性。

【实验结果】

1. 根据与谱红细胞试剂反应格局确定抗体的特异性。

2. 如果与所有的谱红细胞试剂均发生凝集反应,表明抗体没有特异性,如果临床诊断为自身免疫性溶血性贫血,应该考虑为自身抗体。

【临床意义】

乙醚放散试验主要应用于 Rh 系统抗体的鉴定,也可应用于自身免疫性溶血性贫血患者的抗体检查。

【方法学评价】

1. 由于乙醚是易燃危险化学试剂,目前乙醚放散试验有被其他放散技术取代的趋势。

2. 放散液中抗体不稳定,应尽早进行鉴定,或用抗体筛选阴性的 AB 型血清或牛血清白蛋白保存。

【注意事项】

1. 在放散过程中,如果没有完全去除有机溶剂,放散液中的红细胞溶血或呈黏液状,可能影响试验结果判断。

2. 待放散细胞在放散前必须彻底洗涤,防止放散细胞中残余的血清和抗体影响放散液的鉴定。

3. 有的抗体如 IgM 类抗体,在红细胞洗涤过程中有可能解体而失去抗体活性,为避免该类抗体损失,可用 4℃ 的冷盐水洗涤红细胞或选择低温的 LISS 液代替生理盐水。

【思考题】

简述乙醚放散试验的特点。

【病例分析】

病例 1 患者,女,汉族,59 岁。临床诊断为 CML,拟输注悬浮红细胞 4U 改善贫血。血型鉴定时发现正反定型不符,抗体筛查阴性,直接抗人球蛋白试验阴性,拟进一步进行血型血清学试验证实。室温下血型正反定型及直接抗人球蛋白试验情况见表 1-16。

表 1-16 血型正反定型及直接抗人球蛋白试验结果

抗-A	抗-B	A_c	B_c	O_c	自身 c	直抗
−	−	+ + +	−	−	−	−

根据上述病例,讨论实验结果出现的原因及患者可能的 ABO 血型,如何进一步试验以确定患者的血型?

病例 2 患者,男,汉族,45 岁。临床诊断为自身免疫性溶血性贫血,拟输注悬浮红细胞 4U 改善贫血。血型定型时发现正反定型不相合,直接抗人球蛋白试验阳性,室温下自身红细胞和自身血清在盐水中出现强凝集,拟进一步进行血型血清学试验证实。室温下血型正反定型及直接抗人球蛋白试验情况见表 1-17。

表 1-17　血型正反定型及直接抗人球蛋白试验结果

抗-A	抗-B	抗-AB	A_c	B_c	O_c	自身$_c$	直抗
++++	++++	++++	++++	++++	++++	++++	+

根据上述病例,讨论实验结果出现的原因及患者可能的 ABO 血型,如何进一步试验以确定患者的血型? 此外患者还需输血,如何处理?

(谢　珏)

第五节　新生儿溶血病检测

实验十八　母体血清 IgG 抗体效价测定

【实验原理】

母体血清经连续倍比稀释与选定的红细胞进行反应,通常以肉眼观察到凝集 + 程度的最高血清稀释度倒数来表示效价,属于半定量的测定方法。有些血型抗体(如抗-A)在血液循环中可有 IgG 及 IgM 两种存在形式。测定 IgG 抗体时,血清标本经巯基试剂处理后可灭活 IgM,再用属于 IgG 抗体的方法进行测定。常用的巯基试剂有二硫苏糖醇(dithiothreitol,DTT)和 2-巯基乙醇(2-mercaptoethanol,2-Me)。现以检测 IgG 类抗-A 为例。

【器材、试剂与标本】

1. 器材　标准血库离心机、细胞洗涤离心机、标准小试管、滴管、微量移液器、试管架、标记笔、竹签、恒温水浴箱等。

2. 试剂　2% ~5% 携带 A 标准红细胞、0.2mol/L 2-巯基乙醇(2-Me)、多价抗人球蛋白试剂、生理盐水等。

3. 标本　不抗凝血标本。

【操作步骤】

1. 试管法

(1)取标准小试管 1 支,吸取病人血清 200μl 加入 0.2mol/L 2-Me 200μl 混匀加塞,放入 37℃恒温水浴箱孵育 30 分钟。

(2)取标准小试管 10 支,按照血清稀释度用标记笔标记一组标准小试管,1∶1,1∶2,1∶4,1∶8,1∶16……

(3)在 1∶1 标记标准小试管中加入未稀释患者血清 1 滴,再加入 1 滴生理盐水,在 1∶1 标记标准小试管中吸取 1 滴稀释血清,放入 1∶2 标记试管中,加入 1 滴生理盐水,应用相同方法进行倍比稀释。

(4)稀释完毕后,在 10 支标准小试管中加入 2% ~5% A 型标准红细胞各 1 滴混匀,放入 37℃恒温水浴箱孵育 30 分钟。

(5)取出标准小试管用生理盐水洗涤 3 次后,每支标准小试管中加入多价抗人球蛋白试剂 1 滴,放入离心机中,(900 ~1000)×g 离心 15 秒,肉眼观察结果。

2. 微柱凝胶法

(1)取标准小试管 1 支,吸取患者血清 200μl,加入 0.2mol/L 2-Me 200μl 混匀加塞,放入 37℃恒温水浴箱孵育 10 分钟。

（2）取小试管 10 支，按照血清稀释度用标记笔标记一组标准小试管，1∶1，1∶2，1∶4，1∶8，1∶16……

（3）在 1∶1 标记标准小试管中加入未稀释患者血清 1 体积，再加入 1 体积生理盐水，在 1∶1 标记标准小试管中吸取 1 体积的稀释血清，放入 1∶2 标记标准小试管中，加入 1 体积生理盐水，应用相同方法进行倍比稀释至稀释完毕。

（4）取微柱凝胶血型卡，按照血清稀释度用标记笔标记 1∶1、1∶2、1∶4、1∶8、1∶16……

（5）分别应用微量移液器吸取标准小试管中患者血清 50μl（1 滴）加入对应微柱凝胶血型卡各孔内。应用微量移液器在各孔内分别加入 0.8%～1.0% 携带某抗原的悬浮红细胞 50μl（1 滴）混匀，将卡放入 37℃ 孵育箱内孵育 15～30 分钟，取出卡后放入专用离心机离心 5～10 分钟。

（6）取出卡，肉眼观察结果。

【实验结果】

以凝集 + 的最高稀释度倒数为效价结果。

【临床意义】

适用于产前检查。主要是测定孕妇血清中同种免疫性抗体活性，以判断是否对胎儿导致损害等。

【方法学评价】

该方法属于半定量方法，其数值稳定性欠佳，可受诸多因素影响。

【注意事项】

1. 倘若最高稀释度血清凝集在 + 以上，则表明需继续血清稀释与测定。

2. 在比较研究中，效价差异至少在 3 个倍比稀释度以上才有临床意义。

【思考题】

1. 母体血清 IgG 血型抗体效价测定实验原理是什么？

2. 为什么母体血清 IgG 血型抗体效价测定中需应用 2-巯基乙醇（2-Me）？

（李志强）

实验十九　ABO 血型不合新生儿溶血病检查

【实验原理】

ABO 血型不合新生儿溶血是由于母婴 ABO 血型不合，母体的 IgG 类抗-A 或抗-B 经过胎盘进入胎儿血液循环破坏胎儿红细胞所引起。应用直接抗人球蛋白试验、新生儿血清游离抗体试验及红细胞抗体释放试验可检测出新生儿体内是否存在母体来源的致病性抗体，即与自身红细胞反应的血型抗体。

【器材、试剂与标本】

1. 器材　血库标准离心机、细胞洗涤离心机、标准小试管、滴管、试管架、标记笔、竹签、恒温水浴箱等。

2. 试剂　符合国家标准的单克隆或多克隆抗-A、抗-B 血型试剂，符合国家标准 A、B 及 O 型试剂红细胞，2%～5% ABO 酶处理细胞，多价抗人球蛋白试剂，5% 菠萝蛋白酶或木瓜蛋白酶，生理盐水等。

3. 标本　不抗凝血标本。

【操作步骤】

1. 血标本预处理

（1）将患儿不抗凝血标本 3～5ml 移入试管内，放入离心机中，（900～1000）×g 离心 5 分钟，用滴管吸取血清，放入另 1 支试管备用。

（2）在试管内加入 2～3ml 生理盐水，用竹签捣碎血块，吸取悬浮红细胞放入另 1 支试管，重复数次，至不能再吸取出悬浮红细胞为止。

（3）将数支内含患儿悬浮红细胞的试管分别放入离心机中，（900～1000）×g 离心 1 分钟，去除上清液。

（4）将患儿红细胞移入 1 支试管内，用生理盐水洗涤 3 次，放入离心机中，（900～1000）×g 离心 2 次，第 1 次离心 2 分钟，最后 1 次离心 5 分钟，去除上清液，制成压积红细胞。

（5）取 1 滴压积红细胞，加 16 滴生理盐水，配制成 5% 患儿悬浮红细胞备用。

2. ABO 血型（试管法）

（1）取试管 3 支，分别用标记笔标记后加抗-A、抗-B 血型试剂各 1 滴，然后加 5% 患儿悬浮红细胞 1 滴。

（2）将上述混匀后静置数分钟或放入离心机中，（900～1000）×g 离心 15 秒，肉眼观察结果。

3. 直接抗人球蛋白试验

（1）患儿红细胞用生理盐水洗涤 3～5 次，配成 5% 悬浮红细胞待用。

（2）取 1 支试管加入多价抗人球蛋白试剂 1 滴，再加患者 5% 悬浮红细胞 1 滴混匀，放入离心机中，（900～1000）×g 离心 15 秒。肉眼观察结果。

4. 新生儿血清游离抗体试验

（1）取试管 6 支，用标记笔标记第 1～6，并加入患儿血清各 1 滴。

（2）在第 1～3 试管内分别加入 A、B 及 O 型试剂红细胞各 1 滴混匀，放入离心机中，（900～1000）×g 离心 15 秒，肉眼观察结果。

（3）将第 1～3 试管放入 37℃ 恒温水浴箱孵育 30 分钟，取出 3 支试管用生理盐水洗涤 3 次后，在试管内加入多价抗人球蛋白试剂各 1 滴，放入离心机中，（900～1000）×g 离心 15 秒，肉眼观察结果。

（4）在第 4～6 试管内分别加入 A、B 及 O 型试剂红细胞各 1 滴混匀，再加入 5% 菠萝蛋白酶或木瓜蛋白酶各 1 滴，放入 37℃ 恒温水浴箱孵育 30 分钟，取出 3 支试管放入离心机中，（900～1000）×g 离心 15 秒，肉眼观察结果。

5. 新生儿红细胞抗体释放试验（56℃ 热放散法）

（1）取试管 1 支，加入患儿压积红细胞 1ml 与生理盐水 1ml 混匀，放入 56℃ 恒温水浴箱孵育 10 分钟，每隔 15 秒轻轻摇动 1 次，到时后即放入离心机中，（900～1000）×g 离心 1 分钟，离心机套管内可放入 56℃ 温水，用滴管吸取放散液放入另 1 支试管内。

（2）取试管 3 支，用标记笔分别标记 A、B、O 细胞，加入放散液各 2 滴，并加入经酶处理的 2%～5% A、B 及 O 型悬浮红细胞各 1 滴，放入 37℃ 恒温水浴箱孵育 30 分钟。

（3）取出试管 3 支，用生理盐水洗涤 3 次后，在试管中加入多价抗人球蛋白试剂 1 滴，放入离心机中，（900～1000）×g 离心 15 秒，肉眼观察结果。

【实验结果】

1. ABO 血型鉴定　出现凝集颗粒或凝集块为阳性结果，未出现凝集的则为阴性结果

（表1-18）。

表1-18 ABO血型鉴定

抗-A血清	抗-B血清	血型判断
+	-	A
-	+	B
-	-	O
+	+	AB

+:阳性;-:阴性

2. 直接抗人球蛋白试验 倘若出现凝集反应判定为阳性结果;倘若不出现凝集反应判定为阴性结果,须在显微镜下观察结果。

3. 婴儿血清游离抗体试验 倘若出现凝集反应判定为阳性结果,倘若不出现凝集反应判定为阴性结果,须在显微镜下观察结果。通常以抗人球蛋白法结果为准。结果判定参见表1-19。

表1-19 血清游离抗体试验判定原则

A细胞	B细胞	O细胞	临床意义
+	-	-	存在游离的抗-A抗体
0	+	-	存在游离的抗-B抗体
+	+	-	存在游离的抗-A、抗-B抗体或抗-A,B抗体
-	-	+	存在游离的ABO血型以外抗体
+	+	+	存在游离的ABO血型以外抗体
-	-	-	不存在游离的抗体

+:阳性;-:阴性

4. 婴儿红细胞抗体释放试验(56℃热放散法) 倘若出现凝集反应判定为阳性结果,倘若不出现凝集反应判定为阴性结果,须在显微镜下观察结果。结果判定参见表1-20。

表1-20 红细胞抗体释放试验结果判定原则

酶处理A细胞	酶处理B细胞	酶处理O细胞	临床意义
+	-	-	释放出IgG类抗-A抗体
-	+	-	释放出IgG类抗-B抗体
+	+	-	释放出IgG类抗-A、抗-B抗体或IgG类抗-A,B抗体
-	-	+	释放出ABO血型以外抗体
+	+	+	释放出ABO血型以外抗体
-	-	-	未释放出ABO血型抗体

+:阳性;-:阴性

5. ABO血型不合新生儿溶血病通过直接抗人球蛋白试验、婴儿血清游离抗体试验与红细胞抗体释放试验进行综合判断,最后得出诊断,见表1-21。

表 1-21　ABO 血型不合新生儿溶血病结果判定原则

直接抗人球蛋白试验	血清游离抗体试验	红细胞抗体释放试验	最后结论
−	−	−	不能证实为由 ABO 血型抗体引起的新生儿溶血病
+	−	−	可疑为新生儿溶血病
−	+	−	可疑为新生儿溶血病
−	−	+	证实为由 ABO 血型抗体引起的新生儿溶血病
+	−	+	证实为由 ABO 血型抗体引起的新生儿溶血病
+	+	−	证实为由 ABO 血型抗体引起的新生儿溶血病
−	+	+	证实为由 ABO 血型抗体引起的新生儿溶血病
+	+	+	证实为由 ABO 血型抗体引起的新生儿溶血病

【方法学评价】

该方法属于定性方法,可受诸多因素影响。由于凝集强度较弱,必要时应在显微镜下观察。

【注意事项】

1. 倘若新生儿红细胞 ABO 血型鉴定为 O 型,则可排除 ABO 新生儿免疫性溶血病。

2. 由于新生儿红细胞上 A 或 B 抗原密度比成人低,因此被结合的抗体量甚少,直接抗人球蛋白试验结果须在光学显微镜下观察呈弱阳性或阴性。

3. 倘若存在与新生儿红细胞 ABO 血型不相配合的 IgG 类抗- A 或抗- B 抗体时,应诊断 ABO 新生儿免疫性溶血病。即使直接抗人球蛋白试验阴性,放散试验阳性也可诊断 ABO 新生儿免疫性溶血病。

【思考题】

1. ABO 血型不合新生儿溶血检查的实验原理是什么?

2. 怎样综合判读 ABO 血型不合新生儿溶血检查实验结果?

(李志强)

实验二十　非 ABO 血型不合新生儿溶血病检查

【实验原理】

非 ABO 血型不合新生儿溶血病是指母亲与新生儿除 ABO 血型以外的血型不合引起的新生儿溶血病。最常见的是 Rh 血型不合新生儿溶血病,主要是由于母亲为 RhD 抗原阴性,胎儿为 RhD 抗原阳性而血型不合,并引起胎儿或新生儿溶血。因为初次免疫反应产生 IgM 抗体需要 2～6 个月,且较弱,不能通过胎盘进入胎儿体内,而胎儿红细胞进入母体多数发生在妊娠末期或临产时,故第一胎处于初次免疫反应的潜伏阶段。当再次妊娠发生免疫反应时,仅需数天就可出现,主要为 IgG 并能迅速增多,通过胎盘的抗体进入胎儿体内,与胎儿红细胞发生反应导致胎儿红细胞破坏,产生不同程度的溶血。

【器材、试剂与标本】

1. 器材　血库标准离心机、细胞洗涤离心机、标准小试管、滴管、试管架、标记笔、竹签、恒温水浴箱等。

2. 试剂　符合国家标准的单克隆或多克隆抗 D 血型试剂、符合国家标准的 1～11 号鉴定谱细胞、多价抗人球蛋白试剂、磷酸氯喹溶液、生理盐水等。

3. 标本　不抗凝血标本。

【操作步骤】

1. 血标本预处理

(1)将患儿不抗凝血标本 3～5ml 移入试管内,放入高心机中,(900～1000)×g 离心 5 分钟,用滴管吸取血清,放入另一支试管备用。

(2)在试管内加入 2～3ml 生理盐水,用竹签捣碎血块,吸取悬浮红细胞放入另一支试管,重复数次,至不能再吸取出悬浮红细胞为止。

(3)将数支内含患者悬浮红细胞试管分别放入离心机中,(900～1000)×g 离心 1 分钟,去除上清液。

(4)将患儿红细胞移入一支试管内,用生理盐水洗涤 3 次,放入离心机中,(900～1000)×g 离心 2 次,第 1 次离心 2 分钟,最后 1 次离心 5 分钟,去除上清液,制成压积红细胞。

(5)取 1 滴压积红细胞,加 16 滴生理盐水,配制成 5% 患儿悬浮红细胞备用。

2. RhD 血型鉴定(试管法)

(1)取试管 1 支,用标记笔标记后加抗 D 血型试剂各 1 滴,然后加 5% 患儿悬浮红细胞 1 滴。

(2)将上述混匀后静置数分钟或放入离心机中,(900～1000)×g 离心 15 秒,肉眼观察结果。

3. 直接抗人球蛋白试验

(1)患儿红细胞用生理盐水洗涤 3～5 次,配成 2%～5% 悬浮红细胞待用。

(2)取 1 支试管,加入多价抗人球蛋白试剂 1 滴,再加患者 5% 悬浮红细胞 1 滴混匀,放入离心机中,(900～1000)×g 离心 15 秒,肉眼观察结果。

4. 新生儿血清游离抗体试验

(1)取试管 24 支分成 2 排,每排试管 12 支,分别做好 1～11 与自身标记,每支试管加患儿血清 1 滴。每排 1～11 号试管分别加 1～11 号鉴定谱细胞,自身标记试管加患者 5% 悬浮红细胞。

(2)将第一排每支试管内加 1% 菠萝蛋白酶或木瓜蛋白酶液各 1 滴,放入 37℃ 恒温水浴箱孵育 30 分钟。

(3)将第二排 12 支试管放入离心机中,(900～1000)×g 离心 15 秒,肉眼观察结果后,再将 12 支试管放入 37℃ 恒温水浴箱孵育 30 分钟。

(4)取出第一排 12 支试管,放入离心机中,(900～1000)×g 离心 15 秒;取出第二排 12 支试管,用生理盐水洗涤 3 次,在每支试管内加抗人球蛋白试剂各 1 滴,放入离心机中,(900～1000)×g 离心 15 秒。

(5)肉眼观察结果。倘若肉眼观察无凝集,须在光学显微镜下观察进一步判断有无红细胞凝集。

5. 新生儿红细胞抗体放散试验(磷酸氯喹放散法)

(1)取标准小试管 1 支,加入压积红细胞 0.2ml,磷酸氯喹溶液 0.8ml,颠倒混匀 30 分钟,即放入离心机中,2000×g 离心 5 分钟。

(2)用滴管吸出深红色层放散液放入另一支标准小试管内备用。

（3）取标准小试管12支分成1排，用标记笔标记1~11、自身，每支标准小试管加放散液各1滴，并在1~11号标准小试管内分别加入相应1~11号鉴定谱细胞1滴，自身标记标准小试管内加入患儿5%悬浮红细胞1滴，放入37℃恒温水浴箱孵育30分钟。

（4）取出12支标准小试管，用生理盐水洗涤3次后，在每支标准小试管内加抗人球蛋白试剂各1滴，放入离心机中，(900~1000)×g离心15秒。

（5）肉眼观察结果。倘若肉眼观察无凝集，须在光学显微镜下观察进一步判断有无红细胞凝集。

【实验结果】

1. RhD血型鉴定（试管法）　出现凝集颗粒或凝集块为阳性结果，未出现凝集的则为阴性结果。

2. 直接抗人球蛋白试验　倘若出现凝集反应判定为阳性结果。

3. 新生儿血清游离抗体试验　自身对照管内不出现凝集的情况下，倘若1~11号标准小试管中任何1支或以上试管出现凝集反应就判定为阳性结果，根据不规则抗体鉴定谱细胞反应格局表进一步判断病人血清中存在何类型血型系统中某一种同种抗体；倘若1~11号试管中未出现凝集反应，则表示患者血清中不存在此类同种抗体。

4. 新生儿红细胞抗体放散试验（磷酸氯喹法）　自身对照管内不出现凝集的情况下，倘若1~11号标准小试管中任何1支或以上试管出现凝集反应就判定为阳性结果，根据不规则抗体鉴定谱细胞反应格局表进一步判断患者血清中存在何类型血型系统中某一种同种抗体；倘若1~11号试管中未出现凝集反应（强度评分0分），则表示患者血清中不存在此类同种抗体。

总之，非ABO血型不合（绝大多数为RhD血型）新生儿溶血病通过直接抗人球蛋白试验、新生儿血清游离抗体试验与红细胞抗体释放试验进行综合判断，最后得出诊断，参见表1-22。

表1-22　非ABO血型不合新生儿溶血病结果判定原则

直接抗人球蛋白试验	血清游离抗体试验	红细胞抗体释放试验	最后结论
−	−	−	不能证实为由非ABO血型抗体引起的新生儿溶血病
+	−	−	可疑为由非ABO血型抗体引起的新生儿溶血病
−	+	−	可疑为由非ABO血型抗体引起的新生儿溶血病
−	−	+	证实为由非ABO血型抗体引起的新生儿溶血病
+	−	+	证实为由非ABO血型抗体引起的新生儿溶血病
+	+	−	证实为由非ABO血型抗体引起的新生儿溶血病
−	+	+	证实为由非ABO血型抗体引起的新生儿溶血病
+	+	+	证实为由非ABO血型抗体引起的新生儿溶血病

【方法学评价】

该方法属于定性方法，可受诸多因素影响。由于凝集强度较弱，必要时应在显微镜下观察。

【注意事项】

1. 倘若RhD血型鉴定初步鉴定为阴性，应进一步行RhD阴性确认试验，以排除红细胞弱 D 抗原的可能。

2. 通常非 ABO 血型抗体引起的新生儿溶血病的直接抗人球蛋白试验以强阳性为多见。

3. 对除 ABO 血型抗体以外已致敏于红细胞表面的同种抗体,宜应用乙醚放散方法,将含有同种抗体的放散液与一组谱红细胞起反应,以确定其特异性。倘若结果阳性可确认为由何种红细胞血型免疫性抗体(绝大多数为 RhD 抗体)引起的新生儿免疫性溶血病。

【思考题】

1. 非 ABO 血型不合新生儿溶血检查的实验原理是什么?

2. 怎样综合判读非 ABO 血型不合新生儿溶血检查实验结果?

【病例分析】

张某,女,26 岁。O 型 RhD 阴性,G1P1,丈夫 B 型 RhD 阳性,夫妇双方希望生育二胎。从血型血清学的角度,你应该怎样进行优生优育方面的指导与相关的实验室检查?

(李志强)

第二章
人类白细胞抗原检测技术

人类白细胞抗原(human leukocyte antigen,HLA)系统是目前所知人体最复杂的多态系统。HLA 抗原分布相当广泛,见于所有的有核细胞上,但在淋巴细胞上的密度最高。分型方法主要有三种,分别是血清学分型、细胞学分型和基因分型。血清学分型、细胞学分型主要侧重于分析 HLA 抗原的特异性,而基因分型法则侧重于分析 *HLA* 基因本身的多态性。目前,*HLA* 基因分型因快速灵敏而广泛应用于临床检测。

实验二十一　血清学分型方法

HLA 血清学分型的基本原理是 HLA-Ⅰ类抗原(A、B、C)和Ⅱ类抗原(DR)具有免疫原性,可以刺激缺乏某种抗原的个体产生特异性抗体。具有活性的淋巴细胞表面有大量 HLA-A、B、C 抗原,与特异性抗体结合后在补体存在的情况下细胞被破坏。用伊红等染料作为指示系统,通过观察淋巴细胞的破坏率来决定淋巴细胞是否有该特异性抗原,该方法称为血清学微量淋巴细胞毒试验。检查 A、B、C 抗原可以用血液中分离出来的 T 淋巴细胞或 T、B 混合的淋巴细胞,而检查 DR 和 DQ 抗原一定要用 B 淋巴细胞,但因分离和纯化 B 淋巴细胞难度较大及 DR 和 DQ 抗原多态性由双等位基因构成,准确判定Ⅱ类抗原特异性比较困难。

(一)微量淋巴细胞毒试验

【实验原理】

淋巴细胞上的 HLA 抗原,与相应的抗体结合后,在补体存在的情况下可以破坏细胞膜,经过染色,染料进入细胞而着色;如果抗原抗体未结合,则细胞膜完整,染料无法进入。在倒置相差显微镜下估计着色细胞的百分数,如死细胞(即着色细胞)比率高于20% ,一般认为是阳性反应,即存在相应的抗原。用于检查 HLA-Ⅰ类抗原(A、B、C)和Ⅱ类抗原(DR、DQ)的抗血清,主要来自孕妇和非孕经产妇。

【器材、试剂与标本】

1. 器材　倒置相差显微镜、微量移液器、普通离心机。

2. 试剂　含有 HLA 标准抗血清的分型血清盘(市售)、淋巴细胞分离液、兔补体、pH 7.2磷酸盐缓冲液(PBS)、1640 培养液、10% 甲醛溶液、5% 伊红、对照血清(阳性对照:马抗人淋巴细胞血清;阴性对照:不含 HLA 抗体的灭活 AB 型人血清)。

3. 标本　肝素抗凝全血 3.5ml。

【操作步骤】

1. 淋巴细胞分离

(1)肝素抗凝血 3.5ml 加入等量 PBS 稀释。

(2)抗凝稀释血液缓慢加入 4ml 淋巴细胞分离液液面上,3000r/min 离心 20 分钟。

(3)离心后小心吸入富含淋巴细胞的白环层,加入 PBS 5ml 洗涤淋巴细胞(3000r/min 离心 10 分钟),弃上清液,重复 3 次。

(4)最后得到的压积淋巴细胞用 1640 液调整细胞为 $2 \times 10^6/ml$ 备用。

2. 微量淋巴细胞毒试验

(1)HLA 分型血清盘自 -20℃ 取出预温至室温,每孔加入 $1\mu l$ 受检淋巴细胞悬液,室温放置 30 分钟。

(2)每孔加入兔补体 $5\mu l$,室温放置 1 小时。

(3)每孔加入 5% 伊红 $2\mu l$,室温放置 10 分钟后每孔加入甲醛 $8\mu l$ 固定细胞。

(4)静置过夜,盖上玻片后在倒置显微镜下观察记录每孔中死细胞(着色细胞)数,并计算百分数。

【实验结果】

1. 判断标准 死细胞:体积稍大,着黑色,无折光性;活细胞:大小正常,未着色,折光性强,较透亮。

2. 结果判断 估计着色细胞的百分数进行判断,0 ~ 10 为阴性,11 ~ 20 为阴性可疑,21 ~ 40 为阳性可疑,41 ~ 80 为阳性反应,81 ~ 100 为强阳性反应。

【临床意义】

微量淋巴细胞毒试验目前主要应用于器官移植的 HLA 配型实验。根据实验结果分析供、受体间 HLA 型别的一致性,或确定各自携带的 HLA 型别。HLA 型别的一致性基本决定了受体移植器官存活的可能性。

【方法学评价】

该方法学敏感性高、重复性好、易于掌握。但有以下几点局限性:

(1)缺少某些单价抗血清。

(2)某些病理过程可能导致外周血淋巴细胞表面抗原性质发生改变,干扰抗原-抗体反应。

(3)国内供 HLA-Ⅰ类抗原分型的血清板来源困难、质量欠佳。

(4)标准分型抗体亲和力较弱、效价较低、易产生交叉反应;上述因素均严重影响了 HLA 分型结果的可靠性及该技术的推广应用。

【注意事项】

1. 兔补体质量对微量淋巴细胞毒试验结果影响很大。一般从多只(>10 只)健康家兔心脏采血分离血清,经检查合格(对淋巴细胞无天然毒性)后混合,小量分装,冷冻干燥后分装,-80℃ 冻存,不可反复冻融。

2. 淋巴细胞的活力要高,过度破碎细胞易造成假阳性。

3. 待检淋巴细胞必须加入到抗血清中,否则抗血清和补体不能与细胞表面的特异性抗原充分反应,导致试验结果不准确。

【思考题】

为何微量淋巴细胞毒试验中兔补体每次使用后应将剩余部分丢弃,不能进行再复冻使用?

(二)酶联免疫吸附法

【实验原理】

酶联免疫吸附法(enzyme-linked immunosorbent assay,ELISA)是在免疫酶技术(immu-noenzymatic techniques)的基础上发展起来的一种新型的免疫测定技术。以 ELISA 检测

HLA-B27 抗原为例,包被有抗 HLA-B27 抗体微孔板,加待测 HLA-B27 抗原,再加相应酶标记抗体,生成抗体-待测抗原-酶标记抗体的复合物,再与该酶的底物反应生成有色产物。借助分光光度计的光吸收计算 HLA-B27 抗原的量。待测 HLA-B27 抗原的量与有色产物的量成正比。

【器材、试剂与标本】

1. 器材 微量移液器、酶标仪、恒温水浴箱、普通离心机。

2. 试剂 包被有 HLA-B27 抗体的微孔板、抗 CD45 抗体-HRPO 结合体、阴阳性对照品、反应终止液、按比例稀释好的清洗液。

3. 标本 EDTA-K_2 抗凝全血 2ml。

【操作步骤】

1. 加样 待检血液离心取血浆,加待检血浆 50μl 于上述包被有 HLA-B27 抗体的微孔板反应孔中,置 37℃ 孵育 1 小时,然后洗涤 4 次(同时做空白孔、阴性对照孔及阳性对照孔)。

2. 加酶标抗体 除空白孔外,于各反应孔中加入新鲜稀释的抗 CD45 抗体-HRPO 结合体 50μl,37℃ 孵育 30 分钟,洗涤 4 次。

3. 加底物液显色 等比例混合显色液,于各反应孔中加入混合显色液 100μl,37℃ 避光显色 10~15 分钟。

4. 终止反应 于各反应孔中加入终止液 50μl。

5. 肉眼判读,同时用酶标仪测定吸光度值。

【实验结果】

1. 记录读值 可于白色背景上直接用肉眼观察结果:反应孔内颜色越深,阳性程度越强,阴性反应为无色或极浅,依据所呈颜色的深浅,以"＋"、"－"号表示。也可测 A 值:在酶标仪上,于 450nm 处,以空白对照孔调零后测各孔 A 值。判断值计算 = 阴性对照平均 A 值 ×4.1。

2. 待测标本 A 值大于判断值为阳性,小于判断值为阴性。

【临床意义】

HLA-B27 基因与血清阴性脊柱关节病有强关联。90%~95% 的强直性脊柱炎(AS)患者带有 HLA-B27 抗原,60%~80% 的反应性关节炎(ReA)患者具有 HLA-B27 抗原,50% 左右的肠病性关节炎(脊柱型)患者带有 HLA-B27 抗原。因此,HLA-B27 的检查对这些疾病的诊断、鉴别诊断具有重要作用。ELISA 检测 HLA-B27 抗原具有较强的特异性和敏感性。

【方法学评价】

ELISA 法可准确测定血浆中 HLA-B27 抗原的含量,但操作步骤多、耗时长、影响因素多。

【注意事项】

清洗液和显色液要临时配制,不能提前配制;如果显色液置于容器时,显色液已变色,表示已被污染,需要新配制显色液或更换干净容器。

每次洗涤后要将 ELISA 板尽可能拍干后再进行下一步操作,尤其是每个洗涤步骤的最后一次洗涤要尽可能拍干,拍干可在纱布、吸水纸上进行。

阴性对照 A 值小于 0.05 时按 0.05 计算。

试剂及微孔板使用后要尽快放入冰箱。

【思考题】

应用 ELISA 法检测 HLA-A 与 HLA-B 抗原有哪些局限性?

(夏　荣)

实验二十二　HLA 分子生物学分型方法(PCR-SSP)

【实验原理】

HLA 的分子生物学检测方法(PCR-SSP 法)是一种体外核酸扩增技术,实际上是在模板 DNA、引物、4 种脱氧核苷酸等存在的情况下,依赖 DNA 聚合酶的酶促合成反应。扩增的特异性取决于引物与模板 DNA 的特异性结合。编码 HLA 抗原表型的等位基因均可用相应的序列特异性引物进行扩增。通过控制 PCR 反应条件,特异性引物仅扩增与其相应的等位基因,而不扩增其他的等位基因,因此 PCR 扩增产物的有无是鉴定特异性等位基因的基础。本实验以肾移植前 HLA 配型为例进行介绍。

【器材、试剂与标本】

1. 器材　低温高速离心机、微量移液器、96 孔 PCR 扩增仪、恒温水浴箱、电泳仪、紫外检测成像仪、微波炉。

2. 试剂　血液基因组 DNA 提取试剂盒(含有红细胞裂解液、白细胞裂解液、沉淀剂、蛋白酶 K)、无水乙醇、含有 PCR 引物混合物的 96 孔板、缓冲液、Taq 酶、去离子水、琼脂糖、$1 \times$ TBE 溶液、溴化乙锭(EB)。

3. 标本　EDTA-K_2 抗凝全血 2ml。

【操作步骤】

1. 提取 DNA

(1)在 1.5ml 的离心管中加 800μl 红细胞裂解液及 500μl 的 EDTA-K_2 抗凝全血,(加入前要充分混匀),再加入 20μl 的蛋白酶 K,颠倒混匀数次,8000r/min 离心 1 分钟。

(2)倒掉上清液(小心不要把底管沉淀物倒出),管口在吸水纸上沥一下。加入 1ml 红细胞裂解液,充分振荡,使沉底重悬,沉淀打散,8000r/min 离心 1 分钟,如果沉淀红色物质过多,可重复加红细胞裂解液一次。

(3)倒掉上清液,加入 240μl 去离子水,充分振荡混匀,使沉淀打散悬浮。加入 120μl 白细胞裂解液,充分振荡混匀后,室温放置 2 分钟,加入 120μl 沉淀剂,充分振荡,室温放置 5 分钟,13 000r/min 离心 5 分钟。

(4)将上清液小心地转入新离心管中,再加入 120μl 沉淀剂,充分振荡,室温放置 5 分钟,13 000r/min 离心 5 分钟,如上清液不够澄清,可重复加沉淀剂一次。

(5)把上清液再转入一个新离心管中,加 800μl 无水乙醇,轻轻上下翻动混合均匀,可见白色絮状 DNA,13 000r/min 离心 2 分钟。

(6)小心弃去上清液,不要把 DNA 沉淀倒出,室温下放置 5~10 分钟,使管内残留的乙醇挥发。

(7)加入 130μl 去离子水溶解 DNA,37℃孵育 10 分钟。

2. PCR 扩增

(1)反应体系:1.5ml 离心管中依次加 840μl 去离子水、102μl 缓冲液、130μl DNA、8.2μl Taq 酶,充分混匀,在含有 PCR 引物混合物的 96 孔板中每孔加 10μl 混合物,96 孔板用膜封好后在 PCR 扩增仪上扩增。

（2）循环参数

预变性	96℃/5 分钟	1 cycle
变性	96℃/20 秒	5 cycles
退火＋延伸	68℃/60 秒	
变性	96℃/20 秒	10 cycles
退火	65℃/50 秒	
延伸	72℃/45 秒	
变性	96℃/20 秒	15 cycles
退火	62℃/50 秒	
延伸	72℃/45 秒	
最后延伸	72℃/5 分钟	1 cycle

4℃保存

3. 电泳

（1）用琼脂糖配成 2% 的溶液（100ml TBE 液＋2g 琼脂糖），混匀后在微波炉里加热至琼脂糖完全溶解,溶液呈清澈透明。

（2）待琼脂糖冷却至 60℃ 时加溴化乙锭 2μl,使其终浓度为 0.5μl/ml,灌胶制板。

（3）待完全凝固后拔出梳子,向槽内加入 TBE 液至盖过凝胶板 2mm。将 96 孔板中的终反应物移入相应的琼脂板孔中。

（4）在电泳仪上电泳,电压 120V,10～15 分钟,在紫外成像仪上观察结果。

（5）依次记录读到的阳性结果,输入 HLA 分型软件,读取 HLA-A、B 和 HLA-DR 位点。

【实验结果】

在成像仪中,除了电泳对照出现内参照带外,出现另一条带为阳性,未出现者为阴性。

【临床意义】

同种器官移植物细胞表面 HLA-Ⅰ 和 HLA-Ⅱ 类抗原均是强移植抗原,与器官移植排斥反应有密切关系,因此,HLA 配型能显著改善移植物的存活,如供者和受者间组织相容性差别越大,将激活更多的 T 细胞克隆参与对移植物的破坏和排斥。HLA 分型除应用与器官配型外,还可检测 *HLA* 基因相关疾病,如强直性脊柱炎相关的 *HLA-B27*,Graves 病相关的 *HLA-DR3*,引起降尿酸药物别嘌醇过敏的 *HLA-B＊5801* 等。

【方法学评价】

1. PCR-序列特异性引物（PCR-sequence specific primer,PCR-SSP） 即序列特异引物引导的 PCR 反应。序列特异性引物是根据不同类型核心序列关键几处碱基的差异而设计。特异性引物仅从对应类型的核心序列起始扩增,而不与其他核心序列退火。具有快速、简便的优点。

2. PCR-限制性片段长度多态性（PCR-restriction fragment length polymorphism,PCR-RFLP）分析 即 PCR 技术与限制性片段长度多态性分析技术相结合,HLA 抗原多态性是由其编码基因的碱基顺序不同导致的结果,不同个体 *HLA* DNA 碱基顺序的差别造成了限制性内切酶酶切位点的不同,从而导致 DNA 电泳后限制性片段长度上的多态性。主要步骤是电泳产物经印迹法转移到硝酸纤维素膜上,然后用已知的 cDNA 探针进行杂交,经放射自显影可查知相应基因 DNA 酶切片段。但此技术所用的内切酶量大,方法复杂,耗费昂贵,使用范围有一定的局限性。该方法已被更先进、精确地以 PCR 为基础的其他 DNA 分型技术所取代。

3. PCR-等位基因特异性寡核苷酸(PCR-allele specific oligonucleotide, PCR-ASO, PCR-SSO)点杂交　即 PCR 技术与等位基因特异顺序的寡核苷酸(ASO)或序列特异性的寡核苷酸(SSO)探针杂交。用 PCR 技术扩增目标细胞中的 DNA,再与特异的、序列明确的寡核苷酸探针杂交。通过显色检测,可区分特定编码区 DNA 顺序的细微差别。此方法特异性强,但杂交过程比较费时。

4. PCR-单链构象多态性(PCR-single strand conformation polymorphism, PCR-SSCP)　即 PCR 与单链构象多态性分析相结合的方法。其原理是单链 DNA 可形成稳定的构象,在非变性聚丙烯酰胺凝胶电泳中其迁移率不仅受链大小的影响,而且受核苷酸顺序的影响。由于使用相同引物扩增,产物长度一致,但单链核苷酸组成的不同使单链 DNA 在电泳中的迁移速度不同,因而可十分敏感地检测等位基因间 DNA 顺序的微小差别。目前此技术已应用于 DP 等位点的分型,其结果敏感、可靠、准确,但实验条件要求相当高。

5. DNA 序列分析　先通过 PCR 扩增出目的基因片段,然后用 DNA 测序仪进行测定,其结果可靠,但仪器费用昂贵,步骤繁琐,成本高,限制了使用范围。

【注意事项】

1. 蛋白酶 K 需要试剂盒打开时配制,分装后在 -20℃ 保存;白细胞裂解液使用前要将其放在 37℃ 孵育至溶液变的清亮。

2. 提取 DNA 最后时一定要让管内的残留乙醇挥发干净,乙醇影响 PCR 扩增。

3. 操作时应戴一次性手套,溴化乙锭为致癌物质,加样时手套不能有破损。

4. 防止 PCR 污染　分划前 PCR 区、PCR 区、后 PCR 区,不同区域手套分开,物品不要交叉使用,避免交叉污染。

5. 操作过程尽量选择质量好的微量移液器、滴头,分别混匀引物混合物、Taq 酶等,防止扩增失败。

【思考题】

应用分子生物学技术检测 HLA 抗原优缺点有哪些?

（夏　荣）

实验二十三　群体反应性抗体(PRA)测定

群体反应性抗体(panel reactive antibodies, PRA)是指群体反应性抗 HLA-IgG 抗体,移植失败、输血以及妊娠史都可使患者血清内产生 PRA,是各种组织器官移植术前筛选致敏受者的重要指标,与移植排斥反应和存活率密切相关。如果患者在曾经的输血或者器官移植中接触过他人 HLA(人类白细胞抗原),则会产生较强的抗性,不利于器官移植配型。

(一)淋巴细胞毒交叉配合试验

【实验原理】

指受体的血清与供体的淋巴细胞之间的配合试验,是临床移植前必须检查的项目。将含有细胞毒抗体的受者血清与供者的淋巴细胞加入补体后一起培养。受者血清中含有对抗供者淋巴细胞抗原 HLA 的抗体时,则两者结合后激活补体,损害供者淋巴细胞膜或引起细胞溶解。通过显微镜下观察死亡的淋巴细胞数量,从而判定有无抗淋巴细胞抗体的存在。

一般要求死亡细胞少于 15%。若高于 15%，移植后可能出现超急性排斥反应。

【器材、试剂与标本】

1. 器材　倒置相差显微镜、普通生物显微镜、微量移液器、普通离心机、滴管。

2. 试剂　含微量反应板（细胞培养板）、淋巴细胞分离液、兔补体、pH 7.2 磷酸盐缓冲液（PBS）、1640 培养液、10% 甲醛溶液、5% 伊红或 2% 台盼蓝、马抗人淋巴细胞血清、矿物油。

3. 标本　肝素抗凝全血 3.5ml（供者）、血清（受者）。

【操作步骤】

1. 淋巴细胞分离

（1）肝素抗凝血 3.5ml 加入等量 PBS 稀释。

（2）抗凝稀释血液缓慢加入 4ml 淋巴细胞分离液液面上，3000r/min 离心 20 分钟。

（3）离心后小心吸入富含淋巴细胞的白环层，加入 PBS 5ml 洗涤淋巴细胞（3000r/min 离心 10 分钟），弃上清液，重复 3 次。

（4）最后得到的压积淋巴细胞用 1640 液调整细胞为 2×10^{6}/ml 备用。

2. 抗体测定

（1）微量板法

1）微量板孔中加入矿物油 5ml，受者血清 1ml，供者淋巴细胞 1ml，37℃ 恒温水浴箱中孵育 30 分钟。

2）加入兔补体 5ml，37℃ 恒温水浴箱中孵育 60 分钟。

3）加入 5% 伊红溶液 3ml，室温 3~5 分钟，再加入 10% 甲醛溶液 8ml，观察结果。

4）阳性对照用抗淋巴细胞血清 1ml 代替受者血清；阴性对照采用生理盐水 1ml 代替受者血清。

（2）试管法

1）试管中加入受者血清 1 滴，供者淋巴细胞 1 滴，37℃ 恒温水浴箱中孵育 30 分钟。

2）加入兔补体 5 滴，37℃ 恒温水浴箱中孵育 60 分钟。

3）加入 2% 台盼蓝溶液 1 滴，37℃ 恒温水浴箱中孵育 10 分钟后观察结果。

4）阳性对照用抗淋巴细胞血清 1 滴，代替受者血清；阴性对照采用生理盐水 1 滴代替受者血清。

【实验结果】

1. 微量板法　在倒置显微镜下观察，被染色细胞为死细胞，无折光，细胞肿胀；活细胞具有很强的折光能力，呈明亮状。计算着色细胞的百分率。

2. 试管法　从试管取样，滴加入血细胞计数板内，用普通生物显微镜高倍镜计数 200 个淋巴细胞，计算出着色死细胞的百分率。当试验阳性对照死亡细胞数大于 90%，阴性对照死亡细胞小于 2% 时，表明此试验结果可靠。

【临床意义】

淋巴细胞毒交叉配合试验 <10% 或为阴性才能施行肾移植。如果受体以前曾经接受过输血、有过妊娠或接受过同种异体移植，很可能在其血清内已产生抗淋巴细胞抗体，对人类白细胞抗原（HLA）敏感。此时，淋巴细胞毒交叉配合试验可为阳性，器官移植术后将可能发生超急性排斥反应。若要明确受者的抗体是抗Ⅰ类抗原还是抗Ⅱ类抗原，可以将供者的淋巴细胞进一步分离出较纯的 T 细胞和 B 细胞分别进行检测；若要排除患者自身抗体的影响，可以用患者自己的细胞与自己的血清进行试验作为对照。

【方法学评价】

淋巴细胞毒交叉配合试验可迅速检测患者 HLA 抗体对供者 HLA 抗原的反应水平,在临床上广泛应用,但需要分离细胞,抗原用量大,敏感性不高。

1. 微量法细胞毒试验 血清、细胞及补体用量少,且经伊红染色后对观察时间没有很大限制,适合大样本检测。因此,长期以来广泛应用于 HLA 分型研究,并已成为一项国际通用标准技术。但在具体观察死亡细胞数方面不如试管法技术准确可靠;同时还要使用相差显微镜,有些单位不具备此条件。

2. 试管法细胞毒试验 具有取材方便、不需特殊器材及设备、计数准确等优点。但台盼蓝和白蛋白结合,浓度太低时死细胞不易被着色,浓度太高时活细胞也容易着色。可先用蒸馏水配成4%的台盼蓝储存液,在使用前再用 1.8% NaCl 等量稀释,最后再离心除去可能产生的沉淀。

【注意事项】

1. 被检血清方面

(1)血清中有纤维蛋白:患者血液标本有肝素化,可在血浆中加入鱼精蛋白,在患者血液透析前或血液透析8小时后再进行采血可避免此现象。

(2)血清中混有脂肪、细菌时,影响结果。细菌污染严重时,也可以杀死淋巴细胞,产生假阳性。

(3)血清反复冻融或携带过程温度过高可造成血清活力下降,导致假阴性。

2. 淋巴细胞方面

(1)操作不当可造成淋巴细胞活力下降,如温度变化、pH 变化、离心力等可使淋巴细胞膜受到损伤。

(2)淋巴细胞污染

1)红细胞污染:红细胞上的 ABO 抗原与血清中的 ABO 抗体作用,消耗补体,可用蒸馏水或新鲜配制的 0.83% 的 NH_4Cl 溶液处理,破坏红细胞。

2)血小板污染会产生凝块,影响观察结果,血小板也可与相应抗体结合消耗补体,可加入凝血酶预防。

3)粒细胞污染时,因其对兔补体的细胞毒特别敏感,容易死亡而产生假阳性,干扰结果。

4)其他淋巴细胞悬液中的 T 和 B 细胞的比例及冷暖抗体等都会影响结果。

3. 培养温度 淋巴细胞和抗体相互作用的适宜温度为25℃,且不能低于15℃,防止细胞毒冷抗体干扰。

4. 兔补体应避免反复冻融,补体量应控制在国际公认的5单位。

【思考题】

淋巴细胞毒交叉配合试验有哪些局限性?

(二)酶联免疫吸附试验

【实验原理】

含有 HLA-Ⅰ类和Ⅱ类抗原包被在96孔板上,将患者血清加入孔中与孔内抗原反应,通过酶作用使其显色,用酶标仪读取 A 值判断结果。可同时检出 HLA-Ⅰ类和Ⅱ类抗体。

【器材、试剂与标本】

1. 器材 微量移液器、酶标仪。

2. 试剂 96孔反应板(每板为2人份,其中每人份中有28孔包被 HLA-Ⅰ类抗原,12

孔包被Ⅱ类抗原)、AP 标记的抗人 IgG、稀释液、阳性对照品、显色液、反应终止液、清洗液、去离子水。

3. 标本　全血 2ml。

【操作步骤】

1. 试剂准备

(1)质控血清:加无菌去离子水 0.2ml 溶解质控血清,溶解后加稀释液 1.8ml,室温轻轻混匀 20 分钟后备用(分装)。

(2)检测前抗体稀释液按 1 : 3 稀释标本(200μl 标本 + 400μl 稀释液)。

(3)取 10μl(每板)AP 标记的抗人 IgG,在第一次洗板前用抗体稀释液 1 : 100 稀释(10μl 抗人 IgG + 990μl 稀释液)。

(4)取 5ml(每板)清洗液(10 ×),以 45ml 去离子水稀释。

(5)第二次洗板前,取等体积的底物试剂(每板 500μl)混合。

2. 反应

(1)取出反应板,按照排板要求加 10μl 标本或质控血清。

(2)密封板条,室温孵育 60 分钟。

(3)倒掉孔内的液体,每孔加 15 ~ 20μl 洗液 4 次,每次 3 分钟。

(4)各孔分别加入 10μl AP 酶联抗体,室温孵育 40 分钟。

(5)洗板同操作(3);各孔分别加入 10μl 酶作用底物;避光温育 10 ~ 15 分钟,不超过 15 分钟。

(6)各孔加入 5μl 终止液,1 小时内判读结果。

【实验结果】

1. 记录读值　在酶标仪上,于 450nm 处,以空白对照孔调零后测各孔 A 值。

2. 分析结果　使用 PRA LAT 软件分析检测结果,其中 HLA-Ⅰ类抗体阳性率 = (Ⅰ类抗体阳性孔/28) × 100% ;HLA-Ⅱ类抗体阳性率 = (Ⅱ类抗体阳性孔/12) × 100%。

【临床意义】

群体反应性抗体 PRA≤10% 为阴性;10% ≤PRA < 50% 低致敏;PRA ≥50% 为高致敏。动态检测 PRA 可以指导临床 HLA 配型,提高致敏者接受移植的机会,降低排斥反应发生的概率。

【方法学评价】

1. 酶联免疫吸附法检测 PRA 敏感性强,可能在移植受体体内有微量的抗 HLA 抗体即可检出,无论是温抗体还是冷抗体,或某些非 HLA 抗体。因此,由于 ELISA 法的敏感性高,往往其检测出的 PRA 值高;但是,ELISA 法敏感性高也意味着假阳性高,且受试验条件、操作方法的影响而导致试验误差,并且酶联免疫吸附法(抗原板)检测抗体也缺乏补体,不能真实反映患者体内情况。同时,可能一些非抗淋巴细胞抗体也影响抗原板的敏感性和可靠性。

2. 淋巴细胞毒交叉配合试验则完全依赖于抗原-抗体的结合,在补体的参与下才能完成其反应,在室温条件下不能与冷抗体反应,并且对抗体的强度和量有一定的要求,且反应的 PRA 值低。但淋巴细胞毒交叉配合试验的优势在于,试验过程更能接近移植受者体内的情况,其是在补体的参与下完成的试验。

【注意事项】

1. 随时配制清洗液与显色液,不能提前配制。

2. 向微孔板中加样时速度要快,防止孔板干燥,影响结果。

3. 如果显色液置于容器时,显色液已变色,表示已被污染,需要新配制显色液或更换干净容器。

4. 每次洗涤后要将 ELISA 板尽可能拍干后再进行下一步操作,尤其是每个洗涤步骤的最后一次洗涤要尽可能拍干,拍干可在纱布、吸水纸上进行。

【思考题】

应用酶联免疫吸附技术检测 HLA 抗体的缺点有哪些?

（夏 荣）

第三章
血小板血型检测技术

血小板在血液有形成分中体积最小，但其表面却具有最复杂的血型抗原系统，这些抗原是由遗传决定的，一般分为血小板非特异性抗原和血小板特异性抗原，其中 HLA 血型抗原和血小板特异性抗原在血小板输注中具有重要意义。由于血小板表面的抗原众多且复杂，因此反复大量输注血小板的患者产生血小板同种抗体的频率比红细胞产生同种抗体的频率高几十倍。这些抗体可引发血小板输注无效、输血后紫癜、同种异体免疫血小板减少症等多种免疫性疾病，严重可威胁患者生命。为提高血小板输注的安全性、有效性，临床常通过检测血小板血型抗体种类、交叉配型，从而选择血小板血型相同的血小板进行输注。目前血小板血型检测方法主要有血清学检测方法，本章就临床常用的几种实验进行介绍。

实验二十四　简易致敏红细胞血小板血清学实验（SEPSA）

【实验原理】

简易致敏红细胞血小板血清学实验（SEPSA）采用固相凝集法及红细胞黏附试验原理，固定在 U 型微孔板孔底的血小板抗原与被检血清反应后可在反应孔中形成血小板单层，加入 IgG 类抗-RhD 致敏的红细胞（指示红细胞），经离心后指示红细胞通过抗 IgG 的桥连与血小板抗体结合。如果血小板膜上结合有血小板相关抗体，指示细胞向孔底沉淀受阻，弥散覆盖在血小板单层上成膜状为阳性结果；如果血小板膜上无相关抗体，指示细胞沉淀不受阻，集中在孔底呈纽扣环形为阴性结果。

SEPSA 包括直接试验与间接试验：直接试验检测受检者血小板表面是否结合有血小板抗体；间接试验检测受检者血清中是否存在血小板抗体。

【器材、试剂与标本】

1. 器材　96 孔、U 型微孔板、低温高速离心机、平板离心机、标准小试管、滴管、微量移液器、试管架、标记笔、振荡器。

2. 试剂　ACD-A、EDTA 或柠檬酸钠抗凝全血（采血 6 小时内，PLT $> 20 \times 10^9/L$）、ACD-A 液、pH 6.7 低离子溶液（LISS）、洗涤液（pH 7.2 0.05% 吐温-磷酸盐缓冲液）、指示细胞（IgG 类抗-D 致敏红细胞）、甲醛固定液、阳性对照、阴性对照。

3. 标本　待检血清或血小板。

【操作步骤】

1. 固相化血小板的制备方法

（1）ACD-A、EDTA 或柠檬酸钠抗凝全血（采血 6 小时内，PLT $> 20 \times 10^9/L$）7ml 110 × g 离心 10 分钟，取上层 2/3 富血小板血浆至标准小试管中，加入 1/10 量的 ACD-A 液后混匀。

（2）110 × g 离心 15 分钟，去上清，将压积血小板用无菌生理盐水洗涤 2 次（洗涤方法：先在压积血小板中轻轻加入少量盐水，使血小板悬浮后再加入 5ml 盐水混匀，110 × g 离心

10 分钟,去上清),制成 $1.0 \times 10^{9}/L$ 血小板悬液。

(3)取 96 孔 U 型微孔板 1 个,置于盐水湿布上 15 分钟去除静电。在各孔中分别加入制备好的血小板悬液 50μl,振荡器上振荡 10 分钟,$110 \times g$ 离心 5 分钟,使血小板黏附于孔底。

(4)各孔中加入 8% 甲醛(用 pH 7.2 PBS 稀释)100μl 固定 20 分钟。

(5)将固定好的 96 孔 U 型微孔板用无菌生理盐水洗涤 5 次(洗涤方法:倒出微孔板孔中的液体,用滴管滴加洗涤液至各孔中,轻摇微孔板,然后轻轻甩掉洗涤液),最后一次放置 10 分钟后弃盐水,加入无菌生理盐水(含 1% 蔗糖及 0.1% NaN_3)备用。

2. 简易致敏红细胞血小板血清学直接试验

(1)标记微孔板:检测孔用待检者血小板包被 U 型微孔板(包被方法见 1),对照孔分别用正常人血小板(阴性对照)、已知阳性血小板(阳性对照)包被 U 型微孔板。

(2)弃去微孔板孔中盐水,各孔中分别加入 0.05% PBS 25μl 及指示细胞 25μl,湿盒室温静置 4 小时以上肉眼观察结果。

3. 简易致敏红细胞血小板血清学间接试验

(1)将正常人 O 型血小板包被 U 型微孔板上(包被方法见 1),弃微孔板孔中盐水,各孔中加入 0.05% PBS 25μl。

(2)标记各孔,检测孔中加入待检血清(PBS 倍量稀释,浓度为 1、1:2、1:4、1:8、1:16 等)或待检血小板 25μl,对照孔中分别加入阴性对照(正常人 AB 血清)、阳性对照(已知阳性血清),室温湿盒中静置 1 小时。

(3)微孔板用 0.05% PBS 洗涤 2 次(洗涤方法同上),最后一次静置 10 分钟,弃去孔内 PBS。

(4)各孔中加入 0.05% PBS 25μl 及指示细胞 25μl,湿盒室温静置 4 小时以上肉眼观察结果。

【实验结果】

观察 U 型微孔板反应孔中红细胞凝集情况。

阳性结果:

+ + + +	红细胞成膜状分布、均匀平铺在反应孔底部表面
+ + +	不能见到指示红细胞环,红细胞较均匀地分布于反应孔底部
+ +	隐约可见到不规则的指示红细胞环,红细胞散在分布于细胞环周围
+	可见到指示红细胞环,个别红细胞散在分布
±	指示红细胞环在孔底中央聚集,中央出现空洞
0	指示红细胞呈扣状集中聚集在孔底中央

【临床意义】

简易致敏红细胞血小板血清学试验在临床上已广泛应用于血小板血型研究、血小板抗体筛检(包括 HLA 抗体和 HPA 抗体)、血小板交叉配型以及血小板自身抗体检测等,其临床意义见表 3-1。

表 3-1 简易致敏红细胞血小板血清学试验临床意义

直接试验（检测血小板表面结合的抗血小板抗体）	间接试验（检测血清中抗血小板抗体）	结果判读	临床意义
+	0	血小板表面结合血小板自身抗体	特发性血小板减少性紫癜
0	+	血清中存在血小板同种抗体	血小板无效性输注、输血后、输血后紫癜
+	+	血小板表面结合血小板自身抗体、血清中存在血小板同种抗体和（或）血小板自身抗体	特发性血小板减少性紫癜、输血后、血小板无效性输注、输血后紫癜

【方法学评价】

此方法操作简单,结果可靠直观,且无需特殊仪器。商品化试剂盒1小时可完成全部检测,现已被一般实验室和输血科（血库）常规应用。第 16 版 AABB（American Association of Blood Banks）手册评述该方法是临床血小板交叉配型采用最为广泛的方法,其检测结果能预测患者输注血小板的疗效。但该方法不能很好地区分血小板抗体的特异性,且结果判定容易受到实验人员主观因素影响。

【注意事项】

1. 每次试验,必须有阴性和阳性对照。

2. 血小板数量太少、浓度过低将会影响试验结果;试验时应确保血小板分散均匀,陈旧或易发生聚集的血小板容易导致假阳性,不能将血小板4℃储存。

3. 患者血标本不能应用血浆,检查前患者血清需 $2800 \times g$ 离心 10 分钟以上以去除沉淀,以免颗粒及微聚物造成假阳性结果。高脂血或微生物污染也会造成假阳性结果。

4. 为防止静电干扰,操作过程需在室温湿盒中湿润状态下进行。

5. 指示红细胞使用前未充分混匀或试验中微孔板离心不充分,可导致假阳性结果;过度离心会导致假阴性结果。

【思考题】

1. 简易致敏红细胞血小板血清学试验的原理是什么?

2. 简易致敏红细胞血小板血清学试验假阳性的原因有哪些?

（穆士杰）

实验二十五 *HPA* 基因分型实验（PCR-SSP）

【实验原理】

聚合酶链反应序列特异引物分型试验（PCR-SSP）是最为常用的血小板抗原检测基因分型技术之一,它是根据人类血小板抗原（human platelet antigen,HPA）1～17 基因序列设计了一套特异性针对等位基因 SNP 位点的引物,并加入内参引物扩增特异性等位基因片段和内参基因片段以确定血小板抗原基因型。

【器材、试剂与标本】

1. 器材 PCR扩增仪、低温高速离心机、微量移液器、恒温水浴箱、电泳仪、紫外检测成像仪、恒温箱、漩涡混匀器、量杯、微波炉、Eppendorf 管、光密度计。

2. 试剂 白细胞裂解液(WCLB)、红细胞裂解液(RCLB)、DSP 工作液、氯仿∶异丙醇(24∶1)、10% SDS(十二烷基硫酸钠)、酚-氯仿-异丙醇(PCL)、血小板 HPA 1～16 引物扩增试剂盒、*Taq* 聚合酶、TBE 缓冲液、无水乙醇、75% 乙醇、琼脂糖、溴化乙锭(10mg/ml)、NaCl(6mol/L)、双蒸水。

3. 标本 EDTA 抗凝全血。

【操作步骤】

1. 待检标本基因组 DNA 提取

(1)待检 EDTA 抗凝血混匀后,用移液器吸取 500μl 至 Eppendorf 管中,加入 RCLB 900μl,颠倒混匀数次,9100×g 离心 2 分钟。

(2)弃上清后加入 1ml 灭菌双蒸水,混匀,9100×g 离心 2 分钟,弃上清。

(3)加入 WCLB 120μl,颠倒混匀数次,9100×g 离心 2 分钟,重复(2)。

(4)Eppendorf 管中加入 DSP 工作液 400μl,56℃恒温箱孵育 50 分钟,使蛋白质溶解完全后冷却至室温,加入 NaCl(6mol/L)100μl,剧烈振荡彻底混匀。

(5)9100×g 离心 10 分钟,将上清移至另一 Eppendorf 管中,再重复一遍。

(6)加入无水乙醇 1ml,颠倒混匀数次,使 DNA 絮状物完全析出。

(7)9100×g 离心 2 分钟,弃上清。加入 70% 乙醇,13 000r/min 离心 2 分钟弃上清,室温干燥 10 分钟。

(8)加入双蒸水 20μl 溶解 DNA,用光密度计或电泳检测浓度和纯度(DNA 纯品的 A_{260}/A_{280} 应在 1.6～2.0 之间)。

2. PCR 扩增 按照血小板 HPA 1～16 引物扩增试剂盒说明,将抽提的 DNA 标本与 dNTPs、*Taq* 聚合酶、特异性引物、内参照引物、PCR 反应缓冲液等混合,预变性后按照变性、退火、延伸的步骤进行 30 个循环,延伸(具体温度、时间参照说明书)。

3. 电泳

(1)取干净量杯一个,加入 TBE 缓冲液 100ml、琼脂糖 2g 混匀,在微波炉内加热至琼脂糖完全溶解,溶液呈清澈透明状。

(2)待冷却至 60℃时,加入溴化乙锭 5μl 使其终浓度为 0.5μg/ml,制板,冷却半小时凝胶完全凝固后拔出梳子。向电泳槽中加入 0.5mol/L TBE 缓冲液,使其盖过凝胶板 2mm。

(3)在加样槽中分别加入 PCR 扩增产物和 DNA marker,电泳仪上 150V 电泳 20～25 分钟,在紫外成像仪上观察结果。

【实验结果】

凝胶上 429bp 出现相应的内参照带(HPA-12a、HPA-12b 内参照为 792bp),说明扩增成功。在相应碱基对位置出现特异性条带即说明具有此 *HPA* 基因(阳性结果),否则无此基因(阴性结果)。同一 HPA 系统,仅有 *a* 基因特异性条带,则该 HPA 系统基因型为 *aa* 纯合子;仅有 *b* 基因特异性条带,则该 HPA 系统基因型为 *bb* 纯合子;若既有 *a* 基因又有 *b* 基因特异性条带,则该 HPA 系统基因型为 *ab* 杂合子。

【临床意义】

应用 *HPA* 基因分型实验(PCR-SSP)能够分析受检者 *HPA* 基因型,预测血小板同种免疫发生的可能性,血液疾病的诊断;能够确定有临床意义的血小板抗原系统,建立血小板供者库;还可用于血小板基因型配合性检测,以寻找更合适的血小板输注,避免了血小板同种抗体的产生,保障了输注血小板的安全性和有效性。

【方法学评价】

此方法操作简单、快速,重复性好,具有高特异性、高分辨率,结果可靠直观,可为一般实验室常规开展,但敏感性较高,试验易受环境干扰。

【注意事项】

1. 匀浆和裂解的不彻底,最终得到的 DNA 沉淀没有完全溶解将导致标本 DNA 提取量减低。

2. 对同一厂家不同批号的试剂或同一批号不同时间分装的试剂,*HPA* 基因分型引物、*Taq* 酶等,在应用前均需用已知基因型样品做预实验,以选择最佳应用浓度范围。

3. 实验中应防污染,注意做好实验室清洁消毒。操作过程中应戴一次性手套、使用一次性吸头、可替换或高压处理的加样器,用加样器吸取或混匀溶液时避免产生气泡,吸头不要长时间暴露于空气中,避免气溶胶的污染;操作中,若不小心溅上反应液,应立即更换手套;Eppendorf 管每次开盖前应离心片刻,以避免样本溅出造成污染。

4. 实验时应做好标记,有序地排列、放置和加样,避免操作混乱造成分型结果错误。操作多份样品时,制备反应混合液,先将 dNTP、缓冲液、引物和酶混合好,然后分装,这样既可以减少操作,避免污染,又可以增加反应的精确度。若得到的 PCR 产物较少,可适当延长退火时间以提高特异性。

5. 凝胶电泳时使用的 DNA 染料(溴化乙锭)是致突变剂,操作时应戴手套,并注意在规定的范围内操作,废液或废物应妥善处理。

6. 每份样品检测应设立阴性对照,以防止 DNA 污染出现假阳性,以内参条带来防止假阴性。提取的 DNA 量不足、存在 PCR 抑制剂、*Taq* 酶不足、EB 量不足将造成反应带弱或无反应带;DNA 量过多、不纯或污染以及 *Taq* 酶过量可引起假阳性。若某位点检出两个以上的 HPA 特异性,而阴性对照正常时,考虑为样品 DNA 污染,必须重新提取 DNA 检测分析。

【思考题】

1. 血小板抗体基因分型的临床意义?

2. PCR-SSP 的实验原理是什么?

(穆士杰)

实验二十六　微柱凝胶血小板相容性试验

【实验原理】

微柱凝胶血小板相容性试验是将分子筛技术、离心技术和特异性的免疫反应技术的原理相结合,通过凝胶的分子筛效应,在离心力作用下将游离红细胞与凝集红细胞分离,以鉴别抗原抗体反应的试验。在微柱凝胶抗人球蛋白试剂卡中加入包被有抗人血小板抗体的指示红细胞、受检者血清、献血者血小板,如果待检血清中含有血小板抗体,在抗人球蛋白试剂的搭桥作用下可形成免疫凝集复合物,在离心力下不能通过凝胶间隙;如果待检血清中无血小板抗体,则不能形成红细胞免疫凝集复合物,在离心力下游离的指示红细胞可通过凝胶间隙沉于凝胶管底部。

【器材、试剂与标本】

1. 器材　微柱凝胶血型卡专用离心机、微量移液器、微柱凝胶血型卡专用恒温孵育器。

2. 试剂　血小板微柱凝胶抗人球蛋白检测卡、指示红细胞、阴性对照、阳性对照、血小板稀释液(0.5% EDTA-Na$_2$ 生理盐水/PBS)。

3. 标本　献血者血小板标本、受血者血清。

【操作步骤】

1. 献血者血小板标本处理　手工制备富含血小板悬液可直接进行试验,机采血小板应用血小板稀释液稀释 5 倍使用。

2. 加样

(1)取血小板微柱凝胶抗人球蛋白检测卡 1 张,分别标记 S(受血者)、N(阴性对照)、P(阳性对照);撕开标记孔的铝箔,分别加入指示红细胞、献血者血小板、稀释液各 50μl。

(2)依次在 S 孔加入受血者血清 50μl,P 孔加入阳性对照血清 50μl,N 孔加入阴性对照血清 50μl。

3. 孵育　将凝胶血型卡置于微柱凝胶血型卡专用恒温孵育器37℃孵育 15 分钟。

4. 离心　取出凝胶血型卡,微柱凝胶血型卡专用离心机离心(离心力和离心时间依据所使用的凝胶血型卡操作说明进行)后,肉眼观察结果。

【实验结果】

阳性结果:红细胞悬浮于凝胶表面或凝胶中,提示受血者血清中存在抗献血者血小板抗体,交叉配血不合。

阴性结果:红细胞完全沉降在凝胶管底部,提示受血者血清中不存在抗献血者血小板抗体,交叉配血相合。

【临床意义】

采用微柱凝胶法可以在多名供者中快速筛选同受者相符合的血小板,能及时检出血型抗原抗体引起的特异性凝集反应和非血型因素引起的非特异性假凝集反应,提高血小板输注疗效,大大减少血小板输注无效造成的血液浪费和患者负担。

【方法学评价】

此方法操作简单、快速,样本用量少,无需大型仪器设备,结果可靠直观,重复性好,实验步骤可标准化、自动化,可为一般实验室常规开展,但存在假阳性较多及成本过高问题。

【注意事项】

1. 试验前应将试剂及微柱凝胶血型卡孵育至室温,检查凝胶血型卡无干胶、气泡或封条损坏现象。为避免因搬运、存放等因素造成微柱中凝胶不均衡影响试验结果,可将微柱凝胶血型卡在使用前离心一次。

2. 加样时应使用微量移液器沿管壁缓缓加入,避免加入气泡或污染凝胶柱外围影响试验结果。

3. 判读结果时应参考阴、阳性对照,若阴性对照出现少许拖尾现象,检测管与阴性对照管反应一致时,可判定为阴性结果。

【思考题】

1. 微柱凝胶血小板相容性试验的原理是什么?

2. 微柱凝胶的优点是什么?

【病例分析】

老年女性患者,病史 1 年,主要症状为头晕、乏力。10 个月前行骨髓及活检诊断为骨髓增生异常综合征,近 1 个月病情加重。复查骨穿结果提示:原始粒细胞占 26%,诊断为急性非淋巴细胞白血病(MDS 转化)。查体:贫血貌,全身皮肤苍白,可见多处皮下瘀斑及出血点,浅表淋巴结无肿大。血常规:WBC 1.7×10^9/L,PLT 4×10^9/L,Hb 93g/L。肝肾功能正常。患者因三系减低、血小板重度降低,多次给予酚磺乙胺、输注血小板预防出血,头孢甲肟预防感染。患者 3 日前查血常规:WBC 3.21×10^9/L,PLT 11×10^9/L,Hb 80g/L。连续输注机采少白细胞血小板 20U(2 个治疗剂量)后复查血常规:WBC 2.92×10^9/L,PLT 7×10^9/L,Hb 72g/L。因患者输注血小板疗效不明显,请输血科会诊。

请根据提供的病史,给予会诊意见:如何提高患者输血疗效,给予对症治疗?

(穆士杰)

第四章
血液成分的制备

血液是在心脏和血管腔内循环流动的一种组织,由血浆和血细胞组成。血细胞包含红细胞、白细胞和血小板。血浆内包含血浆蛋白(白蛋白、球蛋白、纤维蛋白原)、脂蛋白等各种营养成分以及无机盐类、氧、激素、酶、抗体和细胞代谢产物等。成人血液约占体重的1/13,相对密度为1.050~1.060,pH 值为7.3~7.4。血液各成分对维持机体的正常生理功能有重要的作用,血液成分制备是实施输血治疗的基础。

实验二十七　悬浮红细胞的制备

悬浮红细胞(red blood cells in additive solution):采用特定的方法将采集到多联塑料血袋中的全血分离大部分血浆后,向剩余物中加入红细胞添加液制成的红细胞成分血。

【实验原理】

全血中各种组成成分的比重不同,红细胞、血小板和血浆分别是1.09~1.11、1.03~1.04 和1.025~1.030。根据各种血液成分的比重不同,选择合适的重力条件(包括离心力、离心时间),将不同的血液组分分层悬浮,然后再进行手工分离。应用大容量冷冻离心机,根据所需分离成分的比重,选择最佳的离心力,通过相对离心力(g)和离心机半径(cm)换算出每分钟离心转数。

【器材、标本】

1. 器材　无菌操作室、天平、温控离心机、弹簧型血浆挤压器(分离夹)、电子称量仪、热合机、止血钳、剪刀、标签。

2. 标本　新鲜采集的三联袋全血200ml。

【操作步骤】

1. 用三联塑料血袋采集新鲜全血200ml。

2. 将血袋连同转移袋一起,用塑料气包袋或其他方法包裹血袋,使血袋上部在离心杯中鼓起,处于直立的位置,用天平配平。

3. 将平衡好的成对离心杯准确地放置到离心机转头两个对称的位置上,盖好离心机内外盖,$3000 \times g$ 离心20分钟,温度控制在4℃±2℃,使得红细胞快速下沉(如果离心机性能有限,不能达到以上离心力时,可相应延长离心时间)。

4. 将血袋直立放在血浆挤压器两夹板之间,用止血钳夹闭1号转移袋,然后去掉血袋与分浆管间的接头,将血浆导入2号转移袋内,夹闭2号转移袋。

5. 把1号转移袋中的红细胞保存液导入主袋内,使浓缩红细胞与保存液充分混匀,血细胞比容为0.50~0.65。

6. 热合各袋的封口,切断连接血袋和转移袋间的分浆管,血袋中留下部分即为悬浮红细胞,2号转移袋中部分即为液体血浆。

7. 贴上标签,核对献血者信息并登记入库。

【实验结果】

悬浮红细胞中包含全血中几乎所有的红细胞,一定量白细胞、血小板和少量血浆,在红细胞保存液中形成混悬液,血细胞比容为 0.50 ～ 0.65。一般保存于 4℃ ±2℃,ACD 保存液保存期为 35 天。

【方法学评价】

本实验介绍了手工分离全血制备悬浮红细胞的方法,操作简单、经济实惠、分离率高;此外还有自动化全血分离机,可将离心后的全血自动分离制备血液成分,如费森尤斯 G5。

【临床意义】

悬浮红细胞是临床应用最广泛的血细胞制剂,用于贫血和大量失血患者的救治、提高组织供氧。

【注意事项】

1. 采血袋要无破损、无渗漏,无污染,抗凝剂和保养液无变色,处于有效期内。

2. 大型离心机在高速离心时,转头和杯子可产生几千磅离心力(g)。必须配平对称杯子中的内容物,重量应相等,否则偏重可造成旋转器的损害甚至轴断裂。

3. 制备血液成分制品时尽可能地限制其他血液组分的混入量,尤其是限制白细胞和血浆的混入量。这将有利于降低输注后的同种异体免疫反应的发生率,并减少输血相关传染病的传播机会。

【思考题】

1. 红细胞保存液的主要成分是什么?

2. 抗凝剂 ACD 的主要成分是什么?

(钱宝华)

实验二十八 洗涤红细胞的制备

洗涤红细胞(washed red blood cells):采用特定的方法将保存期内的全血、悬浮红细胞用大量等渗溶液洗涤,去除几乎所有血浆成分和大部分非红细胞成分,并将红细胞悬浮在氯化钠注射液或红细胞添加剂中所制成的红细胞成分血。

【实验原理】

基本原理同悬浮红细胞的制备,根据各血液成分的比重不同,选择恰当的重力条件(包括离心力、离心时间),将不同的血液组分分层悬浮,分离去除上层其他成分,保留下层的红细胞。

【器材、试剂与标本】

1. 器材 温控离心机、百级超净台、止血钳、热合机、采血秤。

2. 试剂 生理盐水。

3. 标本 全血或悬浮红细胞 200ml。

【操作步骤】

1. 用三联塑料血袋采集全血 200ml。

2. 以 3000 ×g 离心 20 分钟,温度 20℃ ±2℃。

3. 分出上层血浆至 2 号转移袋,将白膜层和白膜层下 1.0 ～ 1.5cm 厚的红细胞转移至 1 号转移袋,热合各袋的封口,切断连接血袋和转移袋间的分浆管,血袋中留下浓缩红细胞。

4. 将浓缩红细胞袋与多节洗涤器三通接头一端连接,每袋 1000ml 或 500ml 生理盐水和 1000ml 空塑料袋分别与三通接头两端连接。

5. 松开盐水袋塑料管上的止血钳,向血袋内缓慢灌入生理盐水 250 ~ 300ml,同时用采血秤摇摆混匀。

6. 取下血袋,热合封闭管口,再以 3000×g 离心 20 分钟,温度 4℃ ±2℃。

7. 将血袋连接到多节洗涤器第二个三通接头一端,松开空袋塑料管上的止血钳,将洗涤液及剩余的白膜层尽量挤入塑料袋内。

8. 重复步骤 5 ~ 7,反复洗涤红细胞 3 ~ 6 次,最后一次挤出洗涤液和剩余白膜层后,注入约等于红细胞 1/2 体积的生理盐水或红细胞添加剂,配制约为 70% 比容的红细胞悬液。

【实验结果】

洗涤红细胞中包含全血中大部分红细胞,去除绝大多数白细胞、血小板和血浆,200ml 全血或悬浮红细胞制备的洗涤红细胞容量为(125 ± 12.5)ml。

【方法学评价】

本实验介绍了手工分离全血制备洗涤红细胞的方法,操作简单、经济实惠、分离率高;此外,还可用自动化红细胞洗涤分离机制备洗涤红细胞。

【临床意义】

洗涤红细胞适用于血浆蛋白过敏、多次输血产生白细胞抗体、重度免疫缺陷、高钾血症、严重肝肾功能不全、自身免疫性溶血性贫血和阵发性睡眠性血红蛋白尿等患者。

【注意事项】

1. 红细胞洗涤 3 次后,200ml 全血或悬浮红细胞制备的洗涤红细胞容量(125 ± 12.5)ml,血红蛋白含量大于 18g,上清中蛋白质含量小于 0.5g,溶血率小于红细胞总量的 0.8%。

2. 开放系统中制备洗涤红细胞破坏了原血袋的密闭系统,有操作污染的可能,应放在 4℃ ±2℃ 冰箱内保存,最好在 6 小时内输用,保存不得超过 24 小时。

3. 在密闭系统中洗涤且最后以红细胞保存液混悬,洗涤红细胞保存时间与洗涤前的红细胞悬液相同。

【思考题】

1. 洗涤红细胞的适应证有哪些?

2. 洗涤红细胞交叉配血需要次侧配血吗?

(钱宝华)

实验二十九 冰冻与解冻去甘油红细胞的制备

冰冻红细胞(frozen red blood cells):采用特定的方法将自采集日期 6 天内的全血或悬浮红细胞中的红细胞分离出,并与一定浓度和容量的甘油混合后,使用速冻设备进行速冻或直接置于 −65℃ 以下的条件下保存的红细胞成分血。

解冻去甘油红细胞(deglycerolized red blood cells):采用特定的方法将冰冻红细胞融解后,清除几乎所有的甘油,并将红细胞悬浮于适量氯化钠注射液中的红细胞成分血。

【实验原理】

红细胞的代谢速度取决于保存温度,在极度低温保存条件下,红细胞的代谢活动降低甚至完全停止,可达到长期保存红细胞的目的。甘油是最常用的防冻剂,可防止血液在 0℃ 以下时红细胞周围冰晶形成,造成红细胞膜或红细胞内部结构破坏和发生溶血。

解冻去甘油红细胞同悬浮红细胞的制备。

【器材、试剂与标本】

1. 器材　温控离心机、百级超净台、止血钳、热合机、采血秤。

2. 试剂　甘油、生理盐水。

3. 标本　全血或悬浮红细胞 200ml。

【操作步骤】

1. 红细胞甘油化冰冻保存

（1）取拟冰冻保存的全血或悬浮红细胞。

（2）以 $3000 \times g$ 离心 20 分钟，温度 20℃。离心去除上清液，用无菌接合技术将红细胞转移至适当容量、可低温保存的转移袋内。

（3）在无菌条件下，缓慢滴加复方甘油溶液至红细胞袋内，边加边振荡，使其充分混匀。

（4）在室温中静置平衡 30 分钟，速冻或直接置 –65℃ 以下保存。

2. 冰冻红细胞去甘油

（1）冰冻红细胞的解冻：从低温冷冻保存箱中取出冰冻红细胞，立即放入 37～40℃ 恒温水浴箱中，轻轻振动使其快速融化，直至冰冻红细胞完全解冻。

（2）洗涤去除甘油：将解冻红细胞与多节洗涤器三通接头一端连接，每袋 1000ml 或 500ml 生理盐水和 1000ml 空塑料袋分别与三通接头两端连接，采取渗透压梯度递减方法洗涤。

（3）松开盐水袋塑料管上的止血钳，向解冻红细胞血袋内缓慢灌入生理盐水 250～300ml，同时用采血秤摇摆混匀。

（4）取下血袋，热合封闭管口，以 $3000 \times g$ 离心 20 分钟，温度 4℃±2℃。

（5）将血袋再次连接到多节洗涤器第二个三通接头一端，松开空袋塑料管上的止血钳，将洗涤液及剩余的白膜层尽量挤入空塑料袋内。

（6）重复步骤，反复洗涤解冻红细胞 3～6 次，最后 1 次的洗涤上清液应无明显溶血迹象。注入约等于红细胞 1/2 体积的生理盐水或红细胞添加剂，配制约为 70% 比容的红细胞悬液。

【实验结果】

冰冻红细胞在 –80℃ 或 –196℃ 温度下长期保存，最长可保存 10 年。洗涤去甘油后应放在 4℃±2℃ 冰箱内保存，最好在 6 小时内输用，保存不得超过 24 小时。

【方法学评价】

本实验介绍了手工分离全血制备冰冻红细胞和洗涤去甘油的方法，此外还可用自动化设备制备冰冻红细胞和解冻去甘油红细胞。

【临床意义】

冰冻与解冻去甘油红细胞主要用于稀有血型血液和自体血液的长期贮存。解冻去甘油红细胞经过洗涤后，基本不含抗-A、抗-B 抗体，输注前可只做主侧配血。

【注意事项】

1. 冰冻红细胞添加甘油的速冻应先慢后快，目前常用两种方法：①高浓度甘油慢冻法（甘油终浓度 40%），存入 –80℃ 低温冰箱保存，可保存 3 年；②低浓度甘油超速度冷冻法（甘油终浓度 20%），存入 –196℃ 液态罐中，可保存 10 年以上。

2. 解冻去甘油红细胞在洗涤制备过程中破坏了原血袋的密闭系统，有操作污染的可能,应放在4℃±2℃冰箱内保存,最好在6小时内输用,保存不得超过24小时。

【思考题】

1. 冰冻红细胞除了甘油,还可用哪些冰冻保护剂?

2. 在闭合无菌环境中解冻去甘油红细胞,最后以红细胞保存液混悬,4℃±2℃冰箱内保存可保存多长时间?

(钱宝华)

实验三十 浓缩血小板的制备

浓缩血小板(platelets):采集后置于室温保存和运输的全血在采集后6小时内,或采集后置于20~24℃保存和运输的全血在采集后24小时内,在室温条件下将血小板分离出,并悬浮于一定量血浆内的成分血。

【实验原理】

全血中血小板的比重约为1.03~1.04,血浆比重为1.025~1.030。利用二次离心法先将富含血小板的血浆从全血中分离出来,再次通过重离心使血小板和血浆分离,即可得到浓缩血小板。

【器材、标本】

1. 器材 大型温控离心机、采血秤、止血钳、天平。

2. 标本 新鲜采集全血。

【操作步骤】

1. 四联塑料血袋采集全血,首先按新鲜血浆制备方法(轻离心:700×g离心10分钟)制备富含血小板血浆。

2. 将富含血小板血浆以3000×g离心20分钟,温度控制在22℃±2℃,血小板将下沉于底部形成沉淀。

3. 分出上层少血小板血浆并导入转移袋内,留下20~30ml血浆溶解血小板。

4. 热合封闭各袋,下层转移袋中即为浓缩血小板。

【实验结果】

肉眼观察呈黄色云雾状液,无蛋白析出、气泡或重度乳糜等情况,200ml全血分离的容量为25~38ml,血小板含量≥$2×10^{10}$。

【方法学评价】

本实验介绍了富含血小板血浆二次分离方法,从全血制备浓缩血小板;此外还有白膜法二次离心制备浓缩血小板。

【临床意义】

大量出血患者,输血治疗大量输注悬浮红细胞的同时,补充浓缩血小板可减少出血,预防凝血功能紊乱。

【注意事项】

1. 采血过程要顺利,无凝块。

2. 从全血采出到制备全过程,包括离心温度,最好均在22℃±2℃环境中进行。即使不立即制备,也不能将全血放入冰箱。

3. 制备时动作一定要轻,避免较强的物理刺激造成血小板不可逆性聚集,影响制备和输注效果。

4. 影响血小板得率的关键是第 1 次离心条件,包括离心速度和时间。使用者可根据所使用离心机的性能,摸索最佳离心条件。

5. 二次离心法可获得全血中 70% 以上的血小板,可于 22℃ ±2℃ 振荡保存 24 小时。

6. 由于两次离心,制备的血小板中血小板聚集成团,必须先放在 22℃ ±2℃ 环境下静置 1~2 小时,待其自然解聚后,再放在 22℃ ±2℃ 的血小板振荡器内保存。

7. 避免过多的白细胞、红细胞特别是白细胞的污染,混入大量的红、白细胞可使血小板保存期间 pH 下降,使患者产生白细胞凝集素或 HLA 抗体,影响血小板治疗效果。

【思考题】

1. 富含血小板血浆与白膜法制备浓缩血小板各有什么优缺点?
2. 什么是混合浓缩血小板?

(钱宝华)

实验三十一 单采血小板的制备

单采血小板(apheresis platelets):使用血细胞分离机在全封闭的条件下自动将符合要求的献血者血液中的血小板分离并悬浮于一定量血浆内的单采成分血。

【实验原理】

应用血细胞分离机进行血液成分分离时,血液采集和收集的动力分别由两个泵(全血 ACD 泵和血浆泵)控制。机器的关键部位是离心机,配备内外两套转子。双通道分离机工作期间,全血不间断地由采血端经全血泵进入离心机的分离槽,按不同血液成分的分离要求经不同的速度离心,分离出的血液成分进入收集槽中进一步纯化,所需要的单一成分存留在收集槽中,其他血液成分通过血浆泵的动力不停地经回输端回输给人体,直至单采成分完成。单通路机型首先采集全血,达到一定量后开始分离,血小板留在收集袋中,其余成分经同一通路回输给献血者,完成一个循环后,再次采集血液并进行分离,一般需要 6 个循环实现一个治疗单位血小板的单采。

【器材、试剂】

1. 器材 血细胞单采机、单采一次性耗材、消毒物品、静脉穿刺针、三联采血袋。
2. 试剂 抗凝剂、生理盐水、10% 葡萄糖酸钙及其他抢救药品。

【操作步骤】

1. 核对献血者/患者姓名、编号、血型等。检查献血者静脉状况,选定最佳的穿刺静脉及部位。

2. 向献血者介绍单采的步骤并检查献血者的生命体征,如血压、脉搏、呼吸等。

3. 按说明书要求开机,安装配套的一次性耗材,连接抗凝剂、收集袋等,设置单采血小板成分的控制按键。

4. 按照机器要求用生理盐水或抗凝剂初始化管路,检查设备预运转情况。

5. 设备准备就绪后,对穿刺部位进行皮肤常规消毒,行静脉穿刺并固定。

6. 按要求开始单采,注意抗凝剂与全血的比例及血流速度,一般为 40~60ml/min。

7. 采集过程中注意观察献血者血压、脉搏、呼吸等生命体征,每 30 分钟测量 1 次。并做好记录。

8. 全血处理一般为 3~5L。处理量达到预定值或因献血者不能耐受而停止采集时,应回输体外全部血液,拔针后用无菌纱布或棉球覆盖穿刺部位,胶布固定,压迫 10 分钟,保持穿刺部位干燥、清洁24小时。

9. 拆除一次性耗材,关闭设备,进行清洁后待用。

10. 将所得单采血小板静置1~2小时后摇匀,粘贴标签,标明献血者/患者姓名、编号、血型、采血日期、采血者,放在22℃±2℃的血小板振荡器内保存。

【实验结果】

肉眼观察呈黄色云雾状液,无蛋白析出、气泡或重度乳糜等情况;保存期为5天,容量为250~300ml,血小板含量≥2.5×10^{11}。

【方法学评价】

根据单采分离机型号的不同,制备单采成分有单针或双针法,分离制备的单采血小板的含量和红细胞、白细胞混入量也不一样,但是均必须达到国家标准。

【临床意义】

单采血小板广泛用于血小板减少和(或)功能不全的内外科患者补充血小板治疗。

【注意事项】

1. 血液成分单采必须有经验丰富的医师在场,能够熟练操作和排除故障;采血护士应选择最佳静脉穿刺,保证单采期间静脉通畅。

2. 单采过程中严密监测献血者生命体征,注意献血者对抗凝剂的反应,若出现不适反应,应迅速处理(10%葡萄糖酸钙口服)。

3. 严格无菌操作,预防感染和污染。

4. 单采前应向献血者/患者或家属说明单采的目的、过程及可能出现的不良反应及意外,并签署知情同意书。

5. 单采应有详细的操作记录并存档。

【思考题】

1. 单采血小板操作中有哪些注意事项?

2. 血细胞单采机的工作原理是什么?

(钱宝华)

实验三十二　新鲜冰冻血浆的制备

新鲜冰冻血浆(fresh frozen plasma):采集后储存于冷藏环境中的全血,最好在6小时(保养液为ACD)或8小时(保养液为CPD或CPDA-1)内,但不超过18小时将血浆分离出并速冻呈固态的成分血。

【实验原理】

基本原理同悬浮红细胞的制备,根据血液成分比重的不同,选择恰当的重力条件(包括离心力、离心时间),将不同的血液组分分层悬浮,分离保存最上层的非细胞成分。

【器材、标本】

1. 器材　无菌操作室、天平、温控离心机、弹簧型血浆挤压器(分离夹)、热合机、止血钳、剪刀、标签。

2. 标本　新鲜采集的三联袋全血。

【操作步骤】

1. 用三联塑料血袋采集新鲜全血。

2. 将血袋连同转移袋一起,用塑料气包或其他方法包裹血袋,使血袋上部在离心杯中鼓起,处于直立的位置,用天平配平。

3. 将平衡好的成对离心杯放置到离心机转头两个对称的位置上,盖好离心机内外盖后,3000×g 离心 20 分钟。温度控制在 4℃ ±2℃,使红细胞快速下沉(如果离心机性能有限,不能达到以上离心力时,可延长离心时间)。

4. 将血袋放在血浆挤压器两夹板之间,用止血钳夹闭 1 号转移袋,然后去掉血袋与分浆管之间的接头,让血浆流入 2 号转移袋内。

5. 热合 2 号转移袋的封口,获得新鲜液态血浆。

6. 将新鲜液态血浆迅速在 −30℃ 以下冰冻成块即制成新鲜冰冻血浆。冰冻状态一直持续到应用之前。

【实验结果】

肉眼观察融化后新鲜冰冻血浆呈黄色澄清液体,无蛋白析出、气泡或重度乳糜等情况。

【方法学评价】

本实验介绍了手工分离全血制备新鲜冰冻血浆的方法;此外还有机器单采血浆的方法。

【临床意义】

新鲜冰冻血浆中血浆蛋白大于 50g/L,Ⅷ因子含量大于 0.7IU/ml。解冻后 4℃ ±2℃ 保存,应 24 小时内输注。

【注意事项】

1. 新鲜冰冻血浆于 −30℃ 以下低温冰箱保存,保存期自采血日起为 1 年。

2. 新鲜冰冻血浆保存满 1 年后,可改为普通血浆,总保存期为 5 年。

【思考题】

新鲜冰冻血浆的临床适应证有哪些?

(钱宝华)

实验三十三 冷沉淀的制备

冷沉淀凝血因子(cryoprecipitated antihemophilic factor):采用特定的方法将保存期内的新鲜冰冻血浆在 1~6℃ 融化后,分离出大部分的血浆,并将剩余的冷不溶解物质在 1 小时内速冻呈固态的成分血。

【实验原理】

新鲜冰冻血浆于 4℃ 融化后,利用离心的方法,将融化的血浆组分分离出来,剩余的不溶物即为冷沉淀。

【器材、标本】

1. 器材 温控离心机、止血钳、血浆挤压器、医用低温冰箱。

2. 标本 新鲜冰冻血浆。

【操作步骤】

1. 将新鲜冰冻血浆二联袋放置于 4℃ ±2℃ 冰箱过夜(约 14 小时)或冰水中融化。

2. 待基本融化,仍留有少量小冰块时进行离心(5000×g 离心 10 分钟),温度控制在 4℃ ±2℃,使冷沉淀下沉。

3. 把离心后的血浆放在血浆挤压器上,直立放置,尽快分出上层少冷沉淀血浆,留下约 15~25ml 血浆于冷沉淀中。

4. 止血钳夹闭二联袋后,热合封闭血袋,得到下层不融化部分即为冷沉淀。

5. 置于 –30℃ 以下低温冰箱中保存备用。

【实验结果】

肉眼观察融化后冷沉淀呈黄色澄清液体,无蛋白析出、气泡或重度乳糜等情况。每袋冷沉淀是由 400ml 全血制成,含有 ≥80IU 的因子Ⅷ、纤维蛋白原 ≥150mg 以及血管性血友病因子、纤连蛋白、凝血因子ⅩⅢ等。

【方法学评价】

本实验介绍了离心法制备冷沉淀,还可用虹吸法从新鲜冰冻血浆中分离制备冷沉淀。

【临床意义】

冷沉淀用于手术后出血、严重外伤及 DIC 等患者的替代治疗。

【注意事项】

1. 采血顺利,200～400ml 血液应在 3～6 分钟内采完,无凝块。

2. 冷沉淀于 –30℃ 以下冰箱中低温保存,保存期自采血日起为 1 年。

3. 第Ⅷ因子是一种很容易丧失活性的凝血因子,为了获得高活性的第Ⅷ因子,在制备冷沉淀过程中应注意尽可能除去血浆中的细胞成分,以取得最大疗效。

4. 新鲜血浆应在 1 小时内冰冻变成固态,温度可维持在 –65℃ 以下;融化前血袋应用塑料套包装好,以保持其袋管干燥。

5. 冷沉淀于 37℃ 水浴中融化后 4 小时内使用。

【思考题】

1. 冷沉淀的用量如何计算?

2. 冷沉淀的临床适应证有哪些?

（钱宝华）

第五章
临床输血检验技术设计性实验

实验三十四　疑难血型鉴定

【目的】

掌握 ABO 疑难血型分析处理实验设计。

【病例简介】

男性患者,32 岁,怀疑急性白血病收入院治疗。因需输血,医师申请 ABO 血型鉴定。采用玻片法鉴定,反应格局见表 5-1。

表 5-1　玻片法患者正反定型

正定型		反定型		
抗-A	抗-B	A 细胞	B 细胞	O 细胞
+ +	−	−	−	−

正定型 A 型,反定型 AB 型,正反定型不符,无法确认血型结果。

【设计方案】

(一)重复试验

1. 重新抽取患者血液。

2. 排除人为操作失误。

3. 检查试剂是否过期,试剂室内质控是否通过,试验器材是否有污染。

4. 上述各项均无误后,使用试管法重新进行试验。反应格局见表 5-2,与玻片法比较无变化。

表 5-2　试管法患者正反定型

正定型		反定型		
抗-A	抗-B	A 细胞	B 细胞	O 细胞
+ +	−	−	−	−

(二)患者信息采集

包括年龄、性别、孕产史、疾病诊断、输血史。是否服用某些药物,是否是移植患者,是否做过血型鉴定。相关化验检查,血常规、免疫球蛋白定量等。

本例患者乏力半个月入院,既往无输血史,未做过血型鉴定,近期无特殊用药,免疫球蛋白定量正常,骨髓病理诊断为急性白血病。

(三)初步分析

ABO 血型正反定型不符,可分别从抗原、抗体两方面考虑。抗原表达异常或者抗体表达异常,以及 ABO 亚型均会对结果判断产生影响。影响 ABO 抗原、抗体表达异常的原因很多,根据患者的一些基本情况判断是抗原减弱还是抗体减弱,从而进行针对性的试验。

(四) 进一步试验

1. 除外抗体减弱 首先加大患者血浆用量,提高抗体总量;在 4℃ 30 分钟进行试验,此温度是 IgM 类抗体最佳反应温度,注意同时进行 O 细胞对照试验,除外冷抗体干扰。反定型反应格局见表 5-3,表明血液中无 ABO 抗体。

表 5-3 4℃试管法患者反定型

A 细胞	B 细胞	O 细胞
−	−	−

2. 除外抗原减弱 分析患者的疾病是否会引起血型抗原减弱;4℃ 进行试验;吸收放散试验。

(1) 4℃ 30 分钟正定型反应格局见表 5-4:

表 5-4 4℃试管法患者正定型

抗-A	抗-B
+ +	−

(2) 吸收放散试验反应格局见表 5-5:

表 5-5 放散液与细胞反应

A 细胞1	A 细胞2	A 细胞3	B 细胞1	B 细胞2	B 细胞3	O 细胞1	O 细胞2	O 细胞3
+ + + +	+ + + +	+ + + +	+ + + +	+ + + +	+ + + +	−	−	−

3. 排除亚型 非血液病患者 ABO 亚型的可能性较大;血液病患者 ABO 亚型可能性较小。基因检测有助于亚型判定。

4. 唾液血型物质检测 采用凝集抑制试验,证实唾液中含有 A 抗原和 B 抗原。

【结果分析】

此病例是血液病患者,男性,32 岁,无输血史,免疫球蛋白定量正常。通过加大血清量,4℃ 30 分钟反应,反定型结果均阴性。结合年龄、疾病,以及免疫球蛋白值均不支持抗体量减少。因此认为患者血清中无 ABO 抗体,符合 AB 型反定型表现。

根据其疾病诊断急性白血病,易发生血型抗原减弱。在此病例中,可以看到患者红细胞与抗-A、抗-B 分别在室温与 4℃ 反应,凝集强度相同。与抗-A 凝集 + +,与抗-B 无凝集。分析可能是 ABO 抗原减弱或为亚型,进行吸收放散试验和唾液血型物质检测。阳性结果证实红细胞存在 A 和 B 抗原。

综合患者临床资料及实验结果,初步认为患者为 AB 型,A 及 B 抗原减弱,B 抗原减弱明显。建议做基因检测,并于病情缓解后复查血型。

(阎 石)

实验三十五 疑难交叉配血

输血是临床治疗的重要措施之一,是抢救急危重患者生命行之有效的手段,但由于目前科技水平的限制,输血仍有某些不能预测或不能防止的不良反应发生。为确保输血安全,根据

《临床输血技术规范》要求,输血前应对受血者和献血者复查血型后实施交叉配血试验,只有交叉配血相合的血液才能输注。临床上部分患者,如稀有血型患者、存在意外抗体或自身免疫性疾病的患者,其交叉配血经常出现不相合现象,影响患者正常进行输血治疗。疑难交叉配血试验正是为了解决这类患者的用血问题,它也是输血相容性检测的一个重要组成部分。

【目的】

1. 提高学生自主学习能力、思考能力以及培养学生的团队协作精神。

2. 根据临床资料,为患者拟定试验计划,鉴别诊断患者出现交叉配血不合的原因,为患者选择安全的血液进行输注。

3. 加强学生对血型鉴定、交叉配血试验、意外抗体筛查鉴定试验以及抗人球蛋白试验的实践技能训练。

【病例简介】

男性患者,33 岁。3 年前无明显诱因出现呕血,至当地医院急诊,检查发现乙肝表面抗原阳性,病毒定量高,给予输注红细胞、止血、保肝、抗病毒等治疗后好转出院。后多次因呕血、便血在当地医院治疗。10 天前患者感腹胀明显,发现眼黄、尿黄,右上腹疼痛,反复呕血4 次,来院就诊。门诊以"乙肝肝硬化、失代偿期"收入院,急查血常规:WBC 0.8×10^9/L,PLT 39×10^9/L,Hb 43g/L。因重度贫血申请输注悬浮红细胞4U。

输血科急查患者血型为 A 型、RhD 阳性,交叉配血结果见表5-6。

表5-6　患者交叉配血结果

悬浮红细胞	盐水法		抗人球蛋白法	
(2U/袋)	主侧	次侧	主侧	次侧
血袋1	＋＋	－	＋＋＋	－
血袋2	＋＋＋	－	＋＋＋＋	－

请根据以上内容,提出试验方案,给予患者相合的血液输注。

【讨论】

1. 巨球蛋白血症、多发性骨髓瘤、霍奇金病等疾病患者因血沉加速出现缗钱状假凝集,造成交叉配血结果判读错误。

2. 在进行交叉配血试验时应至少选择两种以上试验方法进行操作。

【设计方案】

1. 初步诊断　患者存在意外抗体。

2. 进一步检查

(1)重新鉴定患者及供血者血型,更换试剂后重新进行交叉配血试验。

(2)排除其他因素后,若交叉配血试验仍不合,对患者进行意外抗体筛查试验。

(3)若试验阳性,说明患者存在意外抗体,则应进行血型抗体鉴定试验。

(4)鉴定出意外抗体后,选用相应的标准抗血清试剂筛选献血员血液,选择意外抗体相应抗原阴性的献血员血样进行交叉配血试验,相合的血液即可进行输注。

3. 鉴别诊断　行交叉配血试验献血者有自身抗体,可通过抗人球蛋白试验进行鉴别。

(穆士杰)

56检